高等医学院校实验教材

供基础、临床、护理、预防、口腔、中医、药学、医学技术类等专业用

人体寄生虫学实验指导

第2版

主　　编　佘俊萍　陈文碧

副 主 编　毛樱逾　杨兴友

编　　委　（按姓名汉语拼音排序）

陈　环　陈文碧　戴晓懿　胡晓艳
刘方燕　罗　屏　毛樱逾　年四季
荣　华　佘俊萍　宋章永　王光西
向　丽　信彩岩　杨兴友　曾　静
张菲阳　张金平　张禄滑　张志坤
周英顺

北京大学医学出版社

RENTI JISHENGCHONGXUE SHIYAN ZHIDAO

图书在版编目（CIP）数据

人体寄生虫学实验指导 / 佘俊萍，陈文碧主编．

2 版．-- 北京 : 北京大学医学出版社，2024．8．

ISBN 978-7-5659-3172-7

Ⅰ．R38-33

中国国家版本馆 CIP 数据核字第 2024M44E93 号

人体寄生虫学实验指导（第 2 版）

主　　编： 佘俊萍　陈文碧

出版发行： 北京大学医学出版社

地　　址：（100191）北京市海淀区学院路 38 号　北京大学医学部院内

电　　话： 发行部 010-82802230；图书邮购 010-82802495

网　　址： http：//www.pumpress.com.cn

E-mail： booksale@bjmu.edu.cn

印　　刷： 北京瑞达方舟印务有限公司

经　　销： 新华书店

责任编辑： 法振鹏　　**责任校对：** 靳新强　　**责任印制：** 李　啸

开　　本： 787 mm × 1092 mm　1/16　　**印张：** 4.75　　**字数：** 114 千字

版　　次： 2024 年 8 月第 2 版　2024 年 8 月第 1 次印刷

书　　号： ISBN 978-7-5659-3172-7

定　　价： 25.00 元

前　言

人体寄生虫学是医学生人才培养过程中的重要基础医学课程，是临床医学、预防医学等专业的基础必修课，是联系基础医学与临床医学的桥梁课程。人体寄生虫学主要研究寄生虫的形态结构、生活史，重点研究寄生虫与人体及外界因素的相互关系。作为病原生物学的重要组成部分，本课程从病原学和病原种群动力学角度，揭示寄生虫病的发病机制与流行规律，为控制、消灭与预防寄生虫病提供依据。人体寄生虫学实验课程是人体寄生虫学教学过程中的重要环节。

本实验指导供临床医学、儿科学、预防医学、医学检验、卫生检验检疫、中西医临床医学等专业学生使用，各专业可根据不同的具体情况选择有关章节进行实验。

在继承传统实验教学经验的基础上，本实验指导编入了综合性实验和设计性实验，以培养学生的分析问题能力和社会实践能力。书后插入多幅彩图，涵盖教学要求的主要寄生虫标本，包括吸虫、绦虫、肠道线虫、组织内线虫、腔道原虫、组织内原虫、医学节肢动物形态，供学习者使用及临床实践参考。

本课程适于完成人体解剖学、组织胚胎学、医学免疫学、生物化学、生理学课程学习后再进行学习。基于临床医学专业培养对象是医学高级专门人才，学生毕业后可以从事医学临床、医学教育和医学科研工作，本课程教学可使学生掌握人体寄生虫学的基本理论以及解决寄生虫病防治的病原学基础知识和技能，并了解寄生虫学发展的新动态，以期为临床医学专业课的学习打下良好的基础。

本实验指导是在全体编写人员的共同努力下完成的，鉴于作者水平有限，若有错漏之处，敬请同仁和使用者提出宝贵意见。

佘俊萍　陈文碧

目　　录

实验室规则

人体寄生虫学是医学基础课程之一，是研究与人体健康有关的寄生虫的形态、生活史、致病、诊断、流行与防治的学科。本实验课程将以学生为中心，以立德树人为核心，以提升临床岗位胜任力为导向，在促进学生掌握专业知识和基本技能的同时，引导学生践行"知行合一"，培养其临床思维和科研精神，使其具有批判性思维和创新能力，为进一步学习临床医学、预防医学等专业的后续相关课程奠定基础。围绕上述教学目标，本实验课程要求如下。

实验前必须预习实验指导，以明确实验内容和要求：

1. 严守学习纪律，不迟到，不早退，不无故缺席。室内保持肃静，不高声谈笑或随意走动。

2. 进入实验室必须穿工作服，离室时脱下，反面向外折叠好。

3. 必需的绘图文具、笔记本、教科书、实验指导等应放在抽屉内，不随意乱放。

4. 实验室内严禁饮食、吸烟或用嘴湿润铅笔和标签等，也不要用手触摸头面部及其他部位，时刻牢固树立生物安全意识。

5. 爱护公物，节约使用实验材料。如损坏器材，应立即向任课老师报告，听候处理。

6. 实验时不得任意移动示教标本，观察镜下示教标本时可适当调节细准焦螺旋，未经教师许可，不得转动粗准焦螺旋和移动器，以免示教标本移位，影响其他同学观察。

7. 每次实验完毕，将实验器材放回原位。清理实验室（包括桌面、地面、实验器材等），认真做好清洁。离开实验室前，洗手，关好门窗，断水、断电。

显微镜的使用

1．将亮度调节器调至弱，再打开电源开关，认清低倍镜、高倍镜、油镜头的标志（图）。切忌一开始即用高倍镜或油镜。

2．观察玻片标本时，必须先用肉眼观察，认出其轮廓、特点和正反面，然后将标本置于载物台上，以推进尺固定，在低倍镜（10×）下观察，转动粗准焦螺旋（粗螺旋）至看出物像，对标本进行全面观察，初步掌握特征。

3．低倍镜转换至高倍镜：在低倍镜下找到要观察的标本后，可将此物移至视野中央，转换成高倍镜头（40×），转动细准焦螺旋（细螺旋），使恰能看清物体，若高倍镜头过长，则用粗螺旋使镜筒上升后，再转换镜头。然后从侧面看，将高倍镜头调节至几乎与玻片接触时，再靠近目镜观察，用细螺旋上调镜筒，直至看清物体。

4．油镜的使用：在低倍镜下将所要观察的目的物移至视野中央，开大光栅，升上聚

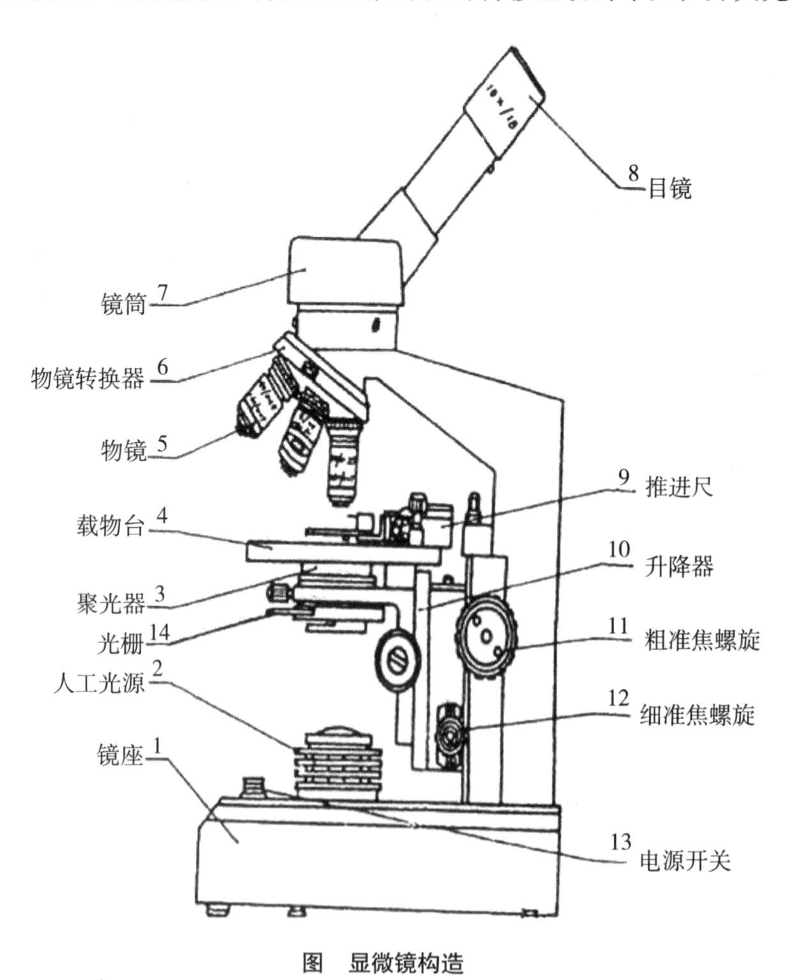

图　显微镜构造

光器以增强光度。在玻片标本上滴一小滴香柏油，然后从侧面看，仔细地注视着将油镜头（100×）转换过来并使镜头浸入镜油中，几乎与玻片相接触，但切勿使镜头直接压在玻片上，以免损坏镜头和标本。眼睛在目镜上观察时，徐徐向上旋转细螺旋，直至看清物像。使用完油镜后，必须先将镜头转开，然后取下标本，以擦镜纸的一角轻轻擦去镜头上的油滴，并在擦镜纸的另一角滴上清洗剂少许，擦净油镜头，最后再用干擦镜纸轻擦镜头，直至干净。严禁用一般的纸张、白布或手指擦拭，以免损伤镜头。

玻片标本上所滴加的香柏油，在使用完毕后，亦应立即擦净。擦无盖玻片的染色玻片标本，必须先以干净的擦镜纸轻轻拭去玻片的镜油，然后在玻片标本上滴加一小滴去油液，将擦镜纸轻轻贴在玻片上，向一方轻拉。擦拭有盖玻片的染色玻片标本，可用去油液和擦镜纸直接在盖玻片上擦拭。

注意：对于可以流动的或活的标本，不可用油镜观察。观察悬液涂片时，切勿将镜座倾斜，以免液体外流污染载物台。使用显微镜时严禁拆卸各部件。

5．将亮度调节器调至弱，再关闭电源开关。收好显微镜。

绘图要求

本课程绘图主要采用“生物学作图法”，基本要求为：

1. 比例要适当：标本的长短、大小和各器官的位置和比例都要符合实物。
2. 倍数要正确：应标明准确的放大倍数（如 400×）。
3. 色彩要正确：一般绘图用 2B 黑色铅笔，部分标本用彩色铅笔绘图。
4. 用点和线绘图：线要圆滑，不应有转角，点要小而圆，以疏密体现立体结构。
5. 标注要正确：主要结构名称统一用平行直线（不能用箭头）标注在图的右侧。
6. 在图的下方注明标本名称（中英文）、放大倍数、染色方法。

第一章　吸虫实验

【实验目标】

1．认知类目标：掌握华支睾吸虫、卫氏并殖吸虫、日本血吸虫成虫与虫卵的形态特征、中间宿主。熟悉华支睾吸虫、卫氏并殖吸虫、日本血吸虫的检查方法。了解布氏姜片吸虫成虫与虫卵的形态特征、中间宿主。

2．价值类目标：通过教师示教讲解和学生实践操作，培养学生的自主学习能力，熟练操作技能，激发学习兴趣。

3．方法类目标：运用演示法和对比法，自主开展吸虫的学习。

第一节　华支睾吸虫

（*Clonorchis sinensis*）

【目的要求】

1．掌握华支睾吸虫成虫和虫卵的形态特征。

2．掌握华支睾吸虫生活史各发育阶段及中间宿主。

3．了解华支睾吸虫对人体的危害以及检查方法。

【实验内容】

1．示教标本

（1）华支睾吸虫成虫瓶装浸制标本：肉眼观察，略呈白色（活时呈淡红色），虫体透明，可见体内的部分结构，子宫呈黄褐色，卵巢、睾丸等部分呈白色，注意虫体大小和形状。

（2）华支睾吸虫成虫染色玻片标本：可用放大镜观察，前端有一口吸盘，虫体的前 1/5 处有 1 个腹吸盘。消化系统可见咽、食管、两肠管，其末端为盲管，排泄系统见排泄囊。雌雄同体，雌性生殖器官可见卵巢、受精囊、劳氏管、梅氏腺、卵黄腺、卵黄管及子宫等，子宫内含有虫卵，开口于生殖腔；雄性生殖器官有睾丸等，也开口于生殖腔，睾丸有 2 个，位于虫体后 1/3，呈分支状前后排列。受精囊呈椭圆形，位于睾丸之前。子宫位于虫体中部，迂曲盘绕。卵黄腺位于虫体中部两侧（彩图Ⅰ）。

（3）第一中间宿主：豆螺或纹沼螺，为短圆锥形的小型螺类，注意其大小、形状及颜色。

（4）第二中间宿主：淡水鱼类，如麦穗鱼、鲫鱼、青鱼（彩图Ⅰ）。

（5）囊蚴：呈椭圆形，囊壁较薄，幼虫体内可见一个明显的椭圆形的排泄囊，囊内充满黑色钙质颗粒（彩图Ⅰ）。

（6）成虫寄生肝的标本：在肝切面上可见肝胆管明显扩张，管壁增厚。有的胆管内有肝吸虫寄生。

2．自看标本

华支睾吸虫卵是人体寄生蠕虫卵中最小的。低倍镜下似芝麻粒，高倍镜下似灯泡状，呈黄褐色，卵壳前端稍窄，有具肩峰的小盖，后端钝圆，常可见一个逗点状突起小疣，卵内含有一个毛蚴（彩图Ⅰ）。

【技术操作】

粪便直接涂片法（direct smear method）观察华支睾吸虫卵：滴一滴生理盐水于洁净的载玻片上，用牙签挑取绿豆大小的粪便块，在生理盐水中涂抹均匀；涂片的厚度以透过玻片可隐约辨认书上的字迹为宜，加上盖玻片，先于低倍镜下观察，卵很小，似芝麻粒，呈黄褐色。再换以高倍镜，观察其形态、构造。

【注意事项】

应注意虫卵与粪便中异物的区别。虫卵具有一定的形状、大小和颜色，有卵壳和内含物。

【作业】

绘图：华支睾吸虫卵，注明结构。

【思考题】

1．华支睾吸虫作为吸虫纲的代表虫，它有哪些形态特征？

2．根据什么特点来辨认华支睾吸虫成虫和虫卵？

3．华支睾吸虫病原检查方法有哪些？

4．病例分析：患者，女性，40 岁。因乏力、厌食、上腹部疼痛就医。查体：消瘦、肝大、轻度黄疸。肝功能检查：谷丙转氨酶升高。当地医院诊断为慢性黄疸性肝炎，经保肝治疗稍有好转。2 个月后，患者突然出现胆绞痛，黄疸加重，再次到医院就诊。经 B 超确诊为胆结石、胆管炎，立即行胆囊切除术。术后行肝胆管 T 型管引流，从引流管自然排出一些形似葵花子仁、半透明的虫体，术后第 3 天晚，给患者口服吡喹酮，总剂量 150 mg/kg，每天 3 次。了解到患者发病前曾多次吃烤鱼。该患者感染的是哪一种寄生虫？患者发病初期临床医生忽略了问什么内容？忽视了哪项实验室检查？

【英文阅读】

Clonorchis sinensis is the causative agent of the life-threatening disease endemic to China，Korea，Japan，and Vietnam. Freshwater fish are the hosts of *C. sinensis* metacercariae，which are at the infective stage for humans. In *C. sinensis* endemic areas，inhabitants become infected by eating raw or undercooked freshwater fish caught from water bodies near their villages. It is estimated that about 15 million people are infected with this fluke. *C. sinensis* provokes inflammation，epithelial hyperplasia，and periductal fibrosis in bile ducts，and may cause cholangiocarcinoma in chronically infected individuals.

（佘俊萍　刘芳燕）

第二节　布氏姜片吸虫

（*Fasciolopsis buski*）

【目的要求】

1．了解布氏姜片吸虫卵的形态特征。

2．了解布氏姜片吸虫成虫的形态、传播媒介和中间宿主。

【实验内容】

1．示教标本

（1）布氏姜片吸虫成虫浸制标本（瓶装标本）：肉眼观察，布氏姜片吸虫成虫活时呈肉红色，固定后呈灰白色，虫体肥厚似生姜片。虫体前端的小孔为口吸盘，腹面近前方可见一个较大而明显的孔为其腹吸盘，腹吸盘远远大于口吸盘为布氏姜片吸虫的特点。

（2）布氏姜片吸虫成虫玻片染色标本：肉眼观察标本，分清虫体前后端，用放大镜由前向后依次观察。口吸盘位于虫体的最前端，较小，呈圆形。腹吸盘较大，呈漏斗状，距口吸盘甚近。在口吸盘的下方有一个球形的咽，食管短。在腹吸盘前，肠管分为两支，沿虫体两侧迂曲后行，至虫体末端形成盲端。子宫位于虫体中部，呈黄色，盘曲在卵巢与腹吸盘之间。在子宫的下方有一个圆形的梅氏腺，在其右侧可见一个分支状卵巢，调染成红色。虫体的后端有 2 个睾丸，前后排列，高度分支，呈珊瑚状。卵黄腺位于虫体的两侧（彩图Ⅰ）。

（3）扁卷螺（瓶装标本）：为布氏姜片吸虫的中间宿主，是小型淡水螺。壳扁平，色暗褐，质薄而透明。

（4）水生植物：荸荠、菱角、茭白等。

2．自看标本

布氏姜片吸虫卵形态观察：虫卵大小达（130 ~ 140）μm×（80 ~ 85）μm，为人体寄生蠕虫卵中最大的，呈椭圆形，淡黄色，卵壳薄，卵盖小，卵内含有一个尚未分裂的卵细胞和 20 ~ 40 个卵黄细胞（彩图Ⅰ）。

【技术操作】

生理盐水直接涂片法，先后用低倍镜、高倍镜观察。

【注意事项】

注意布氏姜片吸虫卵与其他吸虫卵的区别。

【作业】

绘图：布氏姜片吸虫卵。

【思考题】

1．布氏姜片吸虫感染后，为何在儿童中症状较明显？
2．华支睾吸虫和布氏姜片吸虫的致病特点有何不同？
3．根据哪些形态特点确定粪便中的虫体是布氏姜片吸虫？

【英文阅读】

Fasciolopsis buski，also known as the Asian large bowel trematode，is a large parasite，which is normally found in the human small intestine and can cause fasciolopsiasis. This disease occurs due to the ingestion of infected aquatic foods（water chestnut，bamboo shoot）. Adult *Fasciolopsis buski* lives in the jejunum of the definitive host and causes mechanical damage to the bowel wall in the human host. The parasites and their metabolites can cause allergic reaction.

（陈文碧　周英顺）

第三节　卫氏并殖吸虫和斯氏并殖吸虫

（*Paragonimus westermani*，*Paragonimus skrjabini*）

【实验目的】

1．掌握卫氏并殖吸虫成虫、虫卵的特征。
2．了解囊蚴和中间宿主。

【实验内容】

1．示教标本

（1）卫氏并殖吸虫成虫瓶装浸制标本：甲醛固定后，成虫呈砖灰色，椭圆形，背面隆起，腹面扁平，长宽之比为 2 ∶ 1，口吸盘位于前端，腹吸盘在虫体腹面中横线之前。

（2）卫氏并殖吸虫成虫染色玻片标本（低倍镜）：虫体呈椭圆形，前端有一个口吸盘。虫体中部稍前处有一个腹吸盘，口、腹吸盘大小略同。虫体两侧缘从前端直到后端染成棕黄色呈颗粒状者是卵黄腺。肠管分两支，沿虫体两侧后行，形成数个明显弯曲。卵巢与子宫并列于腹吸盘之后，在虫体中部的一侧有一团黄色的子宫，子宫的对侧有卵巢，卵巢分 5 ~ 6 叶，形如指状。其后方为两个分支的睾丸，左右并列。雌性生殖器官与雄性生殖器官皆左右并列是并殖吸虫形态构造上的主要特征（彩图Ⅰ）。

（3）斯氏并殖吸虫成虫瓶装浸制标本：虫体窄长，两端较尖。虫体宽长之比为 1 ∶（2 ~ 3.2）。腹吸盘位于虫体前 1/3 处。

（4）斯氏并殖吸虫成虫染色玻片标本（低倍镜）：注意口、腹吸盘的大小比例，腹吸盘的位置及卵巢和睾丸的位置、分支情况与卫氏并殖吸虫比较有何不同。

（5）第一中间宿主：川卷螺，螺体大小中等，呈长圆锥形，褐色，壳顶常因生活在溪流中与溪石碰撞而损蚀不全，故俗名又称秃顶螺。

（6）第二中间宿主：石蟹、蝲蛄，均为淡水中生长的甲壳动物。

（7）肺吸虫囊蚴：为乳白色球形，较大，肉眼可见，直径 300 ~ 400 μm，囊壁较厚，低倍镜可见囊壁分内外两层，幼虫卷曲于其内，幼虫的两侧有显著折叠的肠管迂曲后行，至末端为盲端，两肠管之间为排泄囊所充满，其内为黑褐色颗粒（彩图Ⅰ）。

（8）肺吸虫寄生在犬肺的大体标本：肺部有数个囊肿，在剖开的囊肿内有虫体。

2．自看标本

肺吸虫卵：金黄色，椭圆形，大小为（80 ~ 118）μm ×（48 ~ 60）μm，前端较宽，后端较窄。卵盖较大而平，常稍倾斜，卵壳厚薄不均，卵内含一个卵细胞和十余个卵黄细胞。特点为虫卵左右不对称。斯氏并殖吸虫与卫氏并殖吸虫的虫卵形态特征基本相同，但斯氏并殖吸虫卵的形状不对称、卵壳厚薄不均没有卫氏并殖吸虫显著。其大小因地区差异而不同（彩图Ⅰ）。

【技术操作】

粪便直接涂片法（direct smear method）观察肺卫氏并殖吸虫卵。

【注意事项】

观察卫氏并殖吸虫卵的卵盖与卵壳特点，注意与曼氏迭宫绦虫卵形态相比较。

【作业】

绘图：肺吸虫卵图，注明结构。

【思考题】

1．肺吸虫成虫和虫卵有哪些形态特征？

2．肺吸虫除寄生在感染者的肺外，还可能寄生在哪些部位？

3．从感染者的哪些排泄物中可能查到肺吸虫卵？为什么？

4．斯氏并殖吸虫在人体内能否发育到成虫阶段？斯氏并殖吸虫寄生在人体可产生哪些临床症状？如何进行实验室诊断？

5．病例分析：患儿，男性，7 岁。因咳嗽、右侧胸痛伴全身乏力 27 天入院。患儿 27 天前无明显诱因突然出现咳嗽，全身乏力，右侧胸痛，呼气时加重，伴夜间发热、盗汗。曾在当地诊所予输液治疗 2 天后体温下降，但咳嗽、胸痛加剧。X 线片示：右下肺肺炎，右侧胸膜炎，包裹性胸腔积液。查体：消瘦，右侧胸廓稍塌陷，叩诊呈实音，双肺呼吸音低，右侧为甚。查血白细胞 15.3×10^9/L，中性粒细胞 10.56×10^9/L，淋巴细胞 0.20×10^9/L，嗜酸性粒细胞 2.14×10^9/L。该患儿可能感染了哪种寄生虫？为什么？应该询问什么内容？如何进一步诊治？

【英文阅读】

Paragonimiasis is a parasitic lung infection caused by lung flukes of the genus *Paragonimus*, with most cases reported from Asia and caused by *P. westermani* following consumption of raw or undercooked crustaceans（Freshwater crab and crayfish）. Most human *Paragonimus* infections occur in the Southeast Asia，but *Paragonimus* species are also present in other parts of Asia，in sub-Saharan Africa，and in the Americas. Serologic testing is an important tool for diagnosis of infections with *Paragonimus westermani* and *Pagumogonimus skrjabini.*

（毛樱逾　张金平）

第四节　日本血吸虫

（*Schistosoma japonicum*）

【目的要求】

1. 掌握日本血吸虫卵的形态特征和钉螺的外形特点。
2. 了解日本血吸虫成虫、尾蚴、毛蚴的形态特征。
3. 了解毛蚴孵化法、环卵沉淀试验的操作方法。

【实验内容】

1. 示教标本

（1）日本血吸虫成虫浸制标本：为灌洗实验感染血吸虫的家兔肠系膜静脉和门静脉获得的成虫，保存在 10% 甲醛溶液中。

肉眼观察：血吸虫雌雄异体（与其他吸虫不同），呈雌雄合抱状态。雄虫体较短粗，乳白色，大小为（10 ~ 22）mm×（0.50 ~ 0.55）mm，有抱雌沟。雌虫比雄虫显著细长，前半部较细，后半部较粗，灰褐色。

（2）日本血吸虫成虫玻片染色标本：低倍镜下观察，注意观察雄虫的口吸盘、腹吸盘和抱雌沟，在腹吸盘之后的虫体背面有串珠状排列的睾丸，约 7 个（彩图 I ）。注意观察雌虫的口吸盘和腹吸盘，在虫体中部稍后可见长椭圆形的卵巢，卵巢之前为长而直的管状子宫。

（3）毛蚴（低倍镜）：注意大小及形状，周身披有纤毛。

（4）尾蚴（低倍镜）：尾蚴身体分为两部，体部呈长梨形；尾部细长，分尾干和尾叉（彩图 I ）。

（5）钉螺：似小鞋钉，长 7 ~ 10 mm。在我国，有光壳钉螺和肋壳钉螺两种。

（6）日本血吸虫病兔肠系膜：肉眼观察肠系膜静脉中乳白色或黑褐色的血吸虫成虫。在肠壁浆膜上有许多淡黄色粟粒大小的结节。其结节是由虫卵引起的。

（7）血吸虫病兔肝：肉眼观察，肝表面有许多淡色粟粒大的虫卵结节。

2．自看标本

日本血吸虫卵形态观察：为患者粪便（或实验感染日本血吸虫的家兔粪便）淘洗获得的虫卵，生理盐水直接涂片法制片，先用低倍镜查找，后用高倍镜仔细观察。

虫卵呈椭圆形，淡黄色，壳薄，无卵盖。卵的一侧有一个小棘（有时由于位置关系看不到），卵壳表面往往附有组织残渣。卵内含有一个毛蚴及几团油滴状物质。注意本虫卵与其他虫卵，特别是脱蛋白质膜的受精蛔虫卵的鉴别（彩图Ⅰ）。

【技术操作】

1．生理盐水直接涂片法：先后用低、高倍镜观察日本血吸虫虫卵。

2．毛蚴孵化法：取粪便约 30 g，先经重力沉淀法浓集处理，将粪便沉渣倒入三角烧瓶内，加清水（城市中需用去氯水）至瓶口，在 20 ~ 30 ℃的条件下孵化 4 小时左右查毛蚴，如为阴性继续孵化，于孵化 8 小时、20 小时左右再各检查一次，仍为阴性，则报告为阴性。检查时面向光源，瓶后置黑色背景，双目平视瓶颈 2 ~ 3 cm 范围的水体，如见针尖大小、梭形、乳白色半透明、做水平直线运动的物体即可能是血吸虫毛蚴（注意与水中飘浮的沉渣和其他水虫区别）。必要时，用毛细滴管吸出，滴于载玻片，低倍镜下观察。

3．环卵沉淀试验：是抗原 - 抗体反应的一种类型。成熟日本血吸虫卵内可溶性虫卵抗原从卵壳微孔渗出与日本血吸虫患者血清中抗体相结合时，在虫卵外周形成各种形式的特异性沉淀物，为阳性反应；虫卵在无日本血吸虫感染者的血清中，因血清中不存在特异性抗体，故在虫卵外周不出现特异性沉淀物，为阴性反应。

（1）用熔化的石蜡在洁净的载玻片上划成 2 cm^2 的蜡框线，在其间滴加受试者血清（本实验用日本血吸虫病兔血清）。

（2）用针尖挑取日本血吸虫干卵 100 ~ 150 个（或用滴管吸取鲜卵混悬液一小滴，含卵 100 个左右），加入血清中混匀。

（3）覆盖 24 mm × 24 mm 盖玻片。四周用石蜡（或凡士林）密封，防止液体蒸发及细菌繁殖，置于 37 ℃温箱中，经 48 ~ 72 小时，低倍镜观察。

（4）结果判定

①阴性反应：虫卵周围光滑，无沉淀物或仅有小于 10 μm 的泡状沉淀物。

②阳性反应和环沉率

“+”：虫卵外周出现泡状、指状沉淀物，其面积小于虫卵面积的 1/2；带状沉淀物小于虫卵的长径，片状沉淀物大于虫卵大小的 1/2。

“++”：虫卵周围出现泡状、指状沉淀物，其面积大于虫卵面积的 1/2；带状沉淀物相当于或超过虫卵的长径；片状沉淀物大于虫卵大小的 1/2。

“+++”：虫卵周围出现泡状、指状沉淀物，其面积大于虫卵面积；带状沉淀物相当于或超过虫卵长径的 2 倍；片状沉淀物相当于或超过虫卵的大小。

凡反应阳性者，记录环沉率（100 个成熟虫卵中出现沉淀物的虫卵数），凡环沉率＞ 5% 者，可报告为阳性，1% ~ 4% 者为弱阳性，环沉率在治疗上具有参考意义。

【注意事项】

日本血吸虫卵与其他吸虫卵、脱蛋白质膜的受精蛔虫卵的区别。

【作业】

绘图：日本血吸虫卵。

【思考题】

1．日本血吸虫成虫寄生于人体肠系膜静脉内，产下的虫卵为什么会落入宿主肠腔随粪便排出体外？

2．成熟日本血吸虫卵具有哪些形态特征？

3．日本血吸虫的哪个发育阶段对人体危害最严重？人体受害最严重的器官有哪些？

4．较常用的日本血吸虫病病原检查是哪种？此法是根据什么原理设计的？

5．病例分析：患者，男性，26 岁。因发热、腹痛、排脓血便 1 个月余就诊。患者 3 个月前由于天气炎热多次在河里游泳，当时手脚及身体皮肤有米粒大小的红色丘疹出现，发痒，时有风疹块，未予重视。几天后出现咳嗽、发热、食欲减退，给予感冒片治疗后好转。1 个月前患者再次出现发热、腹泻、脓血便，3 ~ 4 次 / 天，上腹部疼痛，消瘦，到当地医院给予抗生素治疗无效。查体：T 39.2 ℃，消瘦面容，神志清，心肺（–），腹部稍膨胀，肝剑突下 3 cm，有压痛，脾可触及。血常规：白细胞升高，嗜酸性粒细胞增多。该患者患的是什么病？为何会患病？如何解释患者先后出现的症状？如何治疗该患者？应如何预防？

【英文阅读】

Schistosomiasis is a major neglected tropical disease that afflicts more than 240 million people，including many children and young adults，in the tropics and subtropics. Oncomelania spp. is the intermediate hosts of *Schistosoma japonicum*. In water，infested snails can release mature cercariae. When contacting with the skin of a host，cercariae attach skin by their suckers，and release enzymes from glands at their anterior ends，then enter skin combining with muscular movements of the parasite body. The disease is characterized by chronic infections with significant residual morbidity and is of considerable public health importance. Morbidity reduction and eventual elimination through integrated intervention measures are the focuses of current schistosomiasis control programs. Precise diagnosis of schistosome infections，in both mammalian and snail intermediate hosts，will play a pivotal role in achieving these goals.

（杨兴友 张志坤）

第二章　绦虫实验

【实验目标】

1．认知类目标：掌握猪带绦虫、牛带绦虫成虫与虫卵的形态特征，掌握细粒棘球绦虫棘球蚴、宿主。熟悉绦虫的检查方法。了解曼氏迭宫绦虫及其中间宿主。

2．价值类目标：通过教师示教讲解和实践操作，培养学生一切从实际出发、理论联系实际、实事求是的精神。

3．方法类目标：运用演示法和对比法，自主开展绦虫的学习。

第一节　链状带绦虫与肥胖带绦虫

（*Taenia solium*，*Taenia saginata*）

【目的要求】

1．掌握链状带绦虫与肥胖带绦虫的形态和鉴别要点。

2．掌握带绦虫卵的形态特征。

3．了解囊尾蚴形态、米牛肉和米猪肉的特征。

【实验内容】

1．示教标本

（1）肥胖带绦虫成虫大体标本（液浸）：虫体呈白色带状，体长 4 ~ 8 m，节片较厚。头节呈方形，颈部纤细不分节，幼节宽大于长，成节近方形，孕节宽小于长，节片总数可达 1000 ~ 2000。

（2）链状带绦虫成虫大体标本（液浸）：虫体呈乳白色，长 2 ~ 4 m，其未成熟节片宽度大于长度，成熟节片宽度与长度相等，妊娠节片则长度大于宽度。

（3）链状带绦虫头节的玻片染色标本（低倍镜观察）：呈圆球状，具 4 个吸盘，顶端具顶突，顶突上有 2 圈小钩（彩图Ⅱ）。

（4）肥胖带绦虫头节的玻片染色标本（低倍镜观察）：近似方形，具 4 个吸盘，无顶突和小钩（彩图Ⅱ）。

（5）链状带绦虫成节染色标本（示教）：卵巢分 3 叶。

（6）肥胖带绦虫成节染色标本（示教）：卵巢分 2 叶。

（7）链状带绦虫孕节标本（低倍镜观察）：为长方形，内部主要是树根状分支的子宫，子宫内充满虫卵。子宫分支较清晰，每侧分支数为 7 ~ 13 支（从侧支基部计数，侧支的再分支不计在内)。在制成的标本中，子宫内由于注入了墨汁，故子宫主干及其分支是墨黑色(彩图Ⅱ)。

(8) 肥胖带绦虫孕节墨汁注射玻片标本（肉眼观）：中间为子宫主干，两侧为子宫分支，子宫分支较整齐，子宫一侧分支数为 15 ～ 30 支。在制成的标本中，子宫内由于注入了黑色墨汁，故子宫主干及其分支是墨黑色（彩图Ⅱ)。

(9) 囊尾蚴浸制标本：卵圆形，乳白色，半透明，黄豆般大小，囊内充满液体，囊壁上的白色圆点是内缩的头节。

(10) 囊尾蚴玻片标本：囊尾蚴的头颈部已伸出，头部结构与成虫一样。

(11) 猪、牛肉中的囊尾蚴，即“米牛肉”“米猪肉”(彩图Ⅱ)。

2. 自看标本

带绦虫卵：虫卵呈球形或近球形，直径 31 ～ 43 μm，卵壳甚薄，内为胚膜。虫卵自孕节散出后，卵壳多已脱落，成为不完整虫卵。通常镜检所见的卵无卵壳，胚膜较厚，棕黄色，具放射状条纹，内含六钩蚴。两种带绦虫卵形态相似，镜下不能区分（彩图Ⅱ)。

【作业】

绘图：带绦虫卵，注明结构。

【思考题】

1. 链状带绦虫和肥胖带绦虫有哪些形态鉴别点?

2. 为什么链状带绦虫比肥胖带绦虫危害性大?

3. 病例分析：患者，男性，26 岁，云南省某县农民。因抽风头痛而到某医院就诊。查体：于患者眉上、双侧肋间等处发现皮下结节多个，呈圆形或椭圆形，直径 0.5 ～ 1.0 cm。CT 检查显示：脑内结节数个，呈圆形，直径 0.5 ～ 1.0 cm。随后用槟榔南瓜子法进行诊断性驱虫，当日晚患者一次驱出 3 条虫体。虫体呈带状，乳白色，较薄，半透明，长度为 2 ～ 4 m，其中 1 条完整，有头节，其他 2 条未见头节。患者经用阿苯达唑、吡喹酮治疗 4 个月，痊愈。该患者诊断为什么病? 诊断依据是什么?

【英文阅读】

Taenia solium human cysticercosis (HCC) is a zoonotic parasitic disease causing severe health and economic problems in endemic areas in Latin America, Africa and Asia. The natural life cycle of *T. solium* includes humans as the only definitive hosts carrying the intestinal adult tapeworm, and pigs as the intermediate hosts infected with the metacestode larval stage (cysticercus), generally in the muscular tissue. Humans acquire a *T. solium* tapeworm infection (taeniasis) by consumption of undercooked pork containing viable cysticerci. Pigs contract porcine cysticercosis by ingestion of viable *T. solium* eggs contained in feces from human tapeworm carriers. HCC occurs when humans accidentally ingest *T. solium* eggs and develop the larval stage of *T. solium* in different tissues. Once established in the tissue of the intermediate host, the cysticercus develops into the viable stage, which is composed of a scolex visible through vesicular fluid and an opaline membrane inside a cyst. Neurocysticercosis (NCC) occurs when the larval stage establishes in the central nervous system. NCC is the most severe presentation of the infection and is considered the most important parasitic disease of the neural system, being responsible for almost one third of the acquired epilepsy cases in endemic areas .

（陈文碧　向　丽）

第二节　细粒棘球绦虫

（*Echinococcus granulosus*）

【目的要求】

1．掌握棘球蚴的形态结构及其寄生部位。

2．了解细粒棘球绦虫成虫的形态。

【实验内容】

示教标本

1．细粒棘球绦虫成虫（染色玻片标本，低倍镜下观察）：虫体长 2 ~ 7 mm，由 3 ~ 4 个节片组成，头节梨形，有顶突和 4 个吸盘，顶突上有 2 圈小钩，孕节内的子宫具不规则的囊状侧突。

2．棘球蚴砂：取自棘球蚴的囊液，注意观察生发囊及生发囊内的原头蚴。原头蚴（原头节）上有吸盘、顶突和小钩（彩图Ⅱ）。

3．棘球蚴寄生于骆驼肝的大体标本：棘球蚴大小不等，为充满液体的乳白色囊，囊壁有两层，外层是乳白色的角质层，较厚如粉皮状。内层是紧贴于角质层内面很薄的一层，又称生发层，由它生长出生发囊，生发囊内可再生出原头蚴等。囊内有淡黄色的棘球蚴液。

【思考题】

1．人是如何感染棘球蚴的？主要诊断方法是什么？

2．疑有棘球蚴病的患者，一般禁止诊断性穿刺，为什么？

3．为什么我国的棘球蚴（包虫）病主要分布在西北牧区？

4．病例分析：患者，女性，56 岁，因腹胀伴发热 20 余天，胸痛 2 周入院。查体：T 38.8 ℃，P 102 次 / 分，R 19 次 / 分，BP 135/80 mmHg，神志清楚，皮肤、巩膜无黄染，双肺呼吸音清，未闻及干、湿啰音，心界不大，律齐，腹部膨隆，肝脾触诊不满意，腹部无压痛，无反跳痛及肌紧张，移动性浊音（+），双下肢无水肿。腹部 B 超提示：肝内囊性占位病变，脾大，大量腹水，考虑肝包虫病可能。腹部 CT 检查提示肝内多个囊性占位，最大约 11 cm × 8 cm，考虑为肝包虫病。血嗜酸性粒细胞增高，达 28%，免疫学肝包虫抗原皮试阳性，IgG 抗体阳性。如何解释患者的胸痛？治疗时应注意什么问题？

【英文阅读】

Echinococcus granulosus, as one of the smallest tapeworms of the Taeniidae, infects dogs and wolves, whereas the larval stage (hydatid cyst) expands in several species of wild and domestic mammals and in humans, causing a zoonosis of great veterinary and medical importance, cystic echinococcosis (CE). The adult *E. granulosus* lives in the intestine of dogs and other canine hosts. Eggs are shed in the feces of infected definitive host. Human infection results from ingestion of the eggs, such eggs reach the mouth of human by hands, food, drink or containers contaminated with feces of infected dogs. Liver and lung are the main sites to formation hydatid cyst.

(佘俊萍　张菲阳)

第三节　曼氏迭宫绦虫

(*Spirometra mansoni*)

【目的要求】

1. 掌握曼氏迭宫绦虫裂头蚴、虫卵的形态特点。

2. 了解曼氏迭宫绦虫成虫。

【实验内容】

1. 示教标本

(1) 曼氏迭宫绦虫成虫：体长 1 m 左右，头节细小，背、腹面各有一条纵行的吸槽，颈部细长。链体节片宽度大于长度，成节和孕节结构相似，每个节片中部有凸起的子宫，肉眼可见。

(2) 曼氏迭宫绦虫头节染色玻片标本：低倍镜下见头节呈指状，其背、腹面各有一条纵行的吸槽（彩图Ⅱ）。

(3) 曼氏迭宫绦虫成节（孕节）染色玻片标本：低倍镜下，节片中轴线由前往后有雄性生殖孔、雌性生殖孔和子宫孔。子宫盘曲于节片中部，呈发髻状。卵巢分两叶，位于节片后部。

(4) 曼氏迭宫绦虫第一中间宿主剑水蚤染色玻片标本（彩图Ⅱ）。

(5) 寄生于蛙肌肉中的裂头蚴：裂头蚴为白色、长条形、约 300 mm × 0.7 mm 的虫体。体前端稍大，具有与成虫相似的头节，体不分节，但具横纹（彩图Ⅱ）。

2. 自看标本

曼氏迭宫绦虫卵：近卵圆形，两端稍尖，浅灰褐色，有卵盖，卵壳较薄，内含一个卵细胞及许多卵黄细胞（注意该虫卵与卫氏并殖吸虫卵的鉴别）（彩图Ⅱ）。

【技术操作】

解剖青蛙找裂头蚴：用小锥从枕骨大孔刺入，处死青蛙。使蛙腹朝上，四肢伸展，固定在解剖板上，剪开腹部皮肤，剥去外皮，在肌肉束间寻找裂头蚴，观察幼虫的形态、颜色和活力。

【作业】

绘图：曼氏迭宫绦虫卵，注明结构。

【思考题】

1．裂头蚴有何形态特点？

2．人是怎样感染裂头蚴的？裂头蚴对人体有哪些危害？

3．病例分析：患儿，女性，13 岁。因发现上腹部皮肤有一拇指大小无痛包块，偶有痒感，1 个月内包块缓慢向下移行约 10 cm 就医。曾于某医院诊断为“炎性肿块”，治疗无效。查体：上腹部皮肤见一椭圆形肿块，大小为 5 cm × 2 cm，表面无发红、溃烂，质中，无压痛，可推动。予以皮肤包块切开后取出两条乳白色扁平虫体。虫体伸缩活跃，一条长约 4 cm，头端呈指状；另一条长约 3 cm。患者曾有饮生水史。该患者患什么病？诊断依据是什么？

【英文阅读】

Sparganosis is caused by plerocercoid larva of *Spirometra*. Human sparganosis is reported from China，Japan and Southeast Asia like Thailand and less often from America and Australia. Man acts as an accidental host and gets infected by ingestion of undercooked reptiles and birds containing plerocercoid larva（sparganum），or ingestion of cyclops containing procercoid larva which gets transformed into sparganum in human intestine，or by local application of raw infected flesh of any 2nd intermediate host as poultice containing sparganum. Ocular sparganosis is a serious manifestation and presented as painful edematous swelling of the eyelids（usually upper lids）with lacrimation and pruritus.

（佘俊萍 戴晓懿）

第四节 微小膜壳绦虫与缩小膜壳绦虫

（*Hymenolepis nana*，*Hymenolepis diminuta*）

【目的要求】

了解微小膜壳绦虫和缩小膜壳绦虫成虫、虫卵的形态特征。

【实验内容】

示教标本

1．微小膜壳绦虫

① 虫卵（玻片标本）：虫卵圆形或椭圆形，大小为（48 ～ 60）μm×（36 ～ 48）μm。无色透明，外层为很薄的卵壳，内为胚膜，胚膜的两极略隆起，发出 4 ～ 8 根丝状物，胚膜内含一个六钩蚴（彩图Ⅱ）。

② 成虫（固定标本）：乳白色，长 5 ～ 80 mm，由 100 ～ 200 个节片组成。

③ 成虫头节（染色标本）：在低倍镜下观察，可见头节呈球形，有 4 个吸盘和 1 个可伸缩的顶突，顶突上有呈单环排列的小钩，小钩数为 20 ～ 30 个（彩图Ⅱ）。

④ 成虫成节（染色标本）：用低倍镜观察，节片中有 3 个近圆形的睾丸呈横线排列，卵巢叶状，位于中央，卵黄腺位于卵巢后方的腹面。各节片生殖孔位于虫体的同侧。

⑤ 孕节（染色标本）：子宫呈袋状，其内充满虫卵。

2．缩小膜壳绦虫

①虫卵（封片标本）：为椭圆形或圆形，较微小膜壳绦虫卵大，（72 ～ 86）μm×（60 ～ 79）μm。黄褐色，卵壳稍厚，卵内六钩蚴小钩较清晰，排列呈扇形，胚膜两端无丝状物。

② 成虫（固定标本）：外观与微小膜壳绦虫基本相同，虫体较大，体长 200 ～ 600 mm，节片 800 ～ 1000 个。

③ 成虫头节（染色标本）：在低倍镜下观察，头节呈球形，4 个吸盘，顶部凹入，发育不良的顶突藏于其中，无小钩。

④ 成虫成节（染色标本）：与微小膜壳绦虫相似，睾丸有 2 ～ 5 个不等。

⑤ 孕节（染色标本）：子宫折成瓣状，虫卵充满节片。

【作业】

绘图：微小膜壳绦虫卵。

【思考题】

微小膜壳绦虫生活史有哪些特点？

【英文阅读】

Hymenolepis nana is the smallest cestode infecting human，hence called as dwarf tapeworm. Man is the definitive host. Insects act as intermediate host such as rat fleas. Men acquire the infection rarely，by accidental ingestion of insects containing the cysticercoid larva. Infection is diagnosed by detection of the characteristic non bile stained eggs with polar filaments between the shell membranes in the stool.

（杨兴友　张禄滑）

第三章　线虫实验

【实验目标】

1．认知类目标：掌握似蚓蛔线虫、十二指肠钩口线虫和美洲板口线虫、蠕形住肠线虫成虫与虫卵的形态特征，掌握丝虫微丝蚴、旋毛形线虫幼虫囊包的形态特征。掌握粪便直接涂片法、饱和盐水浮聚法，了解透明胶带法、钩蚴培养法等检查方法。

2．价值类目标：培养学生群体意识和合作精神，提升实践能力和对寄生虫的学习兴趣。

3．方法类目标：运用演示法和对比法，自主开展对线虫的学习。

第一节　似蚓蛔线虫

（*Ascaris lumbricoides*）

【目的要求】

1．掌握似蚓蛔线虫（蛔虫）卵（受精卵、未受精卵、脱蛋白质膜卵）的形态特征。

2．了解似蚓蛔线虫成虫的外形特征及内部结构。

3．掌握粪便直接涂片法的操作步骤。

【实验内容】

1．示教标本

（1）似蚓蛔线虫成虫（瓶装浸制标本）：用肉眼观察，应注意其外形、大小、颜色、雌雄的区别等。在剖开的标本上，应注意观察其内部结构和雌雄生殖器官的不同。成虫为长圆柱形，活时呈淡黄红色，死后为灰白色。虫体的两端各有一条白色的侧线。前端有唇瓣三片，呈“品”字形排列。雄虫较小，尾端向腹面弯曲。雌虫较大，尾部直，阴门开口于体前中 1/3 交界处腹面。

（2）似蚓蛔线虫头部玻片标本：口孔位于虫体顶端，周围有 3 个唇瓣，排列呈“品”字形。这是蛔虫的特征之一，也是鉴别蛔虫的一个重要依据（彩图Ⅲ）。

（3）蛔虫感染期卵：卵内含有一条盘曲的幼虫，卵壳及蛋白质膜的形态特点同受精卵，是蛔虫的感染阶段（彩图Ⅲ）。

（4）脱蛋白质膜蛔虫卵：呈无色透明，卵壳光滑。受精蛔虫卵卵壳较厚，卵内为一个未分裂的卵细胞，与卵壳间有新月状间隙，此为与钩虫卵的鉴别要点。未受精蛔虫卵脱去蛋白质膜后，注意与粪便内的植物细胞区别，未受精蛔虫卵卵壳薄，内含大小不等的屈光颗粒。

（5）蛔虫性阑尾炎（瓶装浸制标本）：临床病理标本，可见阑尾内钻入一条蛔虫。

（6）蛔虫性肠梗阻（瓶装浸制标本）：注意观察肠梗阻段内蛔虫影。

（7）蛔虫性肠穿孔（瓶装浸制标本）：临床病理标本，注意观察肠穿孔的部位及蛔虫一端。

2．自看标本

取含蛔虫卵的粪便标本，用粪便直接涂片法制作标本，用低倍镜寻找蛔虫卵，将虫卵移到视野中心，然后换高倍镜仔细观察鉴别。

（1）受精蛔虫卵：呈宽椭圆形，棕黄色，约 60 μm × 45 μm，卵壳厚，外被凹凸不平的蛋白质膜，内含一个圆形的卵细胞，在新鲜标本内卵细胞的两端与卵壳之间各有一个新月形空隙。虫卵为立体结构，显微镜所见是借透过的光线看到虫卵的某一个平面。若虫卵蛋白质膜很厚，则不能透过卵壳看见内部结构，只看见厚薄不均的棕黄色蛋白质膜。有时虫卵可以竖立，顶面观呈圆形（彩图Ⅲ）。

（2）未受精蛔虫卵：呈长椭圆形，棕黄色，卵壳和蛋白质膜均较薄，卵内含反光较强、大小不等的卵黄颗粒（彩图Ⅲ）。

（3）脱蛋白质膜蛔虫卵：蛔虫卵有时由于物理或化学的因素，将外层蛋白质膜脱掉，成为脱蛋白质膜蛔虫卵，呈无色透明，卵壳光滑，易与钩虫卵相混淆，应注意鉴别，以免误诊。

【技术操作】

粪便直接涂片法：此法简单易行，临床常用，适用于检查蛔虫卵、鞭虫卵等。步骤：滴一滴生理盐水于洁净的载玻片上，用竹签或牙签挑取绿豆大小的粪便，在生理盐水中涂抹均匀（涂片的厚度以透过涂片可隐约辨认书上的字迹为宜）。一般在低倍镜下检查，如用高倍镜观察，需加盖片。

【注意事项】

1．应注意虫卵与粪便中异物的鉴别。虫卵应从形状、大小、颜色、卵壳特征和内容物 5 个方面描述。

2．观察完毕，将涂片先用水冲去粪便，再投入甲酚（来苏儿）溶液中浸泡消毒。

【作业】

绘图：绘制蛔虫受精卵和未受精卵，并注明结构。

【思考题】

1．粪便检查是否可以诊断所有的蛔虫感染？为什么？

2．蛔虫卵蛔苷层的生理意义是什么？

3．人误食新鲜粪便污染的食物，能否感染上蛔虫，为什么？

4．病例分析：患者，男性，43 岁，农民。因晚饭后 3 h 突发全腹疼痛伴有恶心、呕吐数次，腹泻 1 次，以急性胃肠炎入院。既往阵发性腹痛 2 年，伴有腹泻，粪便呈糊状，量多，曾多次按慢性肠炎治疗。检查：患者痛苦病容，体温 38.1℃，脉搏 94 次 / 分，心肺正常，腹部稍膨隆，全腹压痛、反跳痛。入院诊断为：急性腹膜炎。行剖腹探查术，术中发现回肠中下段有一个穿孔，直径约 1 cm，从腹腔取出虫体 28 条。患者阵发性腹痛 2 年，一直按慢性肠炎治疗，临床医生忽视了何项实验室检查？

【英文阅读】

The intestinal nematode *Ascaris lumbricoides* is one of the most common causes of infection among the soil-transmitted helminths（STH）. Common in the tropics and sub-tropics，it is estimated that more than one quarter of the world population is infected with this helminth. *A. lumbricoides* can lead to reduced physical fitness，growth retardation，and respiratory and gastrointestinal problems. Infection occurs through the oral intake of eggs，usually contained in soil or food. Adult worms live in the lumen of the small intestine where the female lays unembryonated eggs which are excreted with the feces. When embryonated eggs are swallowed by a human host，the larvae hatch in the small intestine，have a short migratory phase（venous system，liver，lungs，trachea，esophagus）after which they return to the small intestine where they mature and mate.

（毛樱逾　年四季）

第二节　毛首鞭形线虫

（*Trichuris trichiura*）

【目的要求】

1．掌握毛首鞭形线虫（鞭虫）虫卵和成虫的形态特征。

2．了解鞭虫的生活史。

【实验内容】

1．示教标本

（1）鞭虫成虫（瓶装浸制标本）：肉眼观察其大小、颜色、形状，并注意其头部和尾部的区别，雌雄的区别。成虫形似马鞭，前端纤细，后端较粗，雌虫尾部钝直，而雄虫尾部向腹面卷曲。

（2）鞭虫卵：高倍镜下观察虫卵外形、颜色，卵壳厚薄，两端透明卵塞和卵内容物。鞭虫卵比蛔虫卵小，呈腰鼓形，黄褐色，卵壳较厚，卵的两端各有一个透明盖塞。鞭虫卵形状典型，极少有变化（彩图Ⅲ）。

（3）鞭虫寄生在肠壁上（瓶装浸制标本）：注意观察鞭虫寄生于肠壁的特点。

2．自看标本

取含鞭虫卵粪便，用粪便直接涂片法制作标本，用低倍镜寻找鞭虫卵，将虫卵移到视野中心，然后换高倍镜观察。

【思考题】

1．毛首鞭形线虫的成虫和虫卵有何突出的特征？

2．鞭虫和似蚓蛔线虫的生活史有何异同点？根据生活史说明毛首鞭形线虫为什么没有似蚓蛔线虫流行广泛。

3．病例分析：患者，女性，71 岁，农民，1 周前出现头晕、乏力，活动后加剧，伴有面色苍白。偶有恶心，大便颜色正常。肠镜检查发现数条寄生虫咬附在黏膜上，虫体前段大部细长如丝。患者可能感染了哪种寄生虫？如何明确诊断？

【英文阅读】

Adult female whipworms are approximately 30–50 mm in length; adult male worms are smaller. The anterior end of the worms is slender, and the posterior end is thicker, hence the name whipworm. Adult whipworms inhabit the colon, where male and female worms mate. Females release eggs that are passed in the feces, and eggs become infective after about 3 weeks of incubation in moist and shady soil. Humans acquire the infection by eating foods contaminated with infective eggs. Once eggs are swallowed, the larvae hatch in the small intestine, where they mature and migrate to the colon.

（杨兴友　信彩岩）

第三节　十二指肠钩口线虫和美洲板口线虫

（*Ancylostoma duodenale*，*Necator americanus*）

【目的要求】

1．掌握两种钩虫卵的形态特征。

2．掌握两种钩虫成虫的形态特征及鉴别要点。

3．掌握饱和盐水浮聚法的技术操作。

4．了解虫卵计数法和钩蚴培养法。

【实验内容】

1．示教标本

（1）两种钩虫成虫的浸制标本：肉眼或用放大镜观察，钩虫呈乳白色或淡红黄色，长约 10 mm，圆柱状。头端较钝，头向背侧仰曲，形成颈弯。雄虫尾部有交合伞。雌虫尾端呈尖锥状。两种钩虫固定标本的体态不同，十二指肠钩口线虫（十二指肠钩虫）颈弯较小，头、尾均向背侧弯，呈“C”形。美洲板口线虫（美洲钩虫）颈弯深而明显，尾向腹侧弯，头、尾弯向相反方向，呈“S”形。

（2）两种钩虫口囊染色玻片标本：卡红染色，在低倍镜下可见十二指肠钩虫口囊呈扁卵圆形，其腹侧缘有两对钩齿；美洲钩虫口囊呈椭圆形，其腹侧缘有一对半月形板齿（彩图Ⅲ）。

（3）两种钩虫雄虫交合伞染色玻片标本：卡红染色，在低倍镜下顶面观时可见，十二指肠钩虫交合伞呈圆形，背辐肋在远端分 2 支，每支又分 3 小支；两根交合刺呈长鬃状，末端分开。美洲钩虫交合伞呈扁圆形，背辐肋由基部分 2 支，每支又分 2 小支；两根交合刺，其中一根末端形成倒钩，与另一根相并包裹于膜内（彩图Ⅲ）。

（4）两种钩虫丝状蚴活体标本：解剖镜下观察。人体寄生的两种钩虫丝状蚴体长 0.5 ～ 0.7 mm，前端钝圆，末端尖细，作波浪起伏样蠕动。

（5）犬钩虫咬附犬肠壁大体标本：犬钩虫（*Ancylostoma caninum*）是犬的常见寄生虫。人体感染极少见。当其感染性幼虫侵入人体皮肤时，可形成皮肤幼虫移行症。犬钩虫成虫雄虫（10 ～ 12）mm × 0.4 mm，雌虫（14 ～ 20）mm ×（0.6 ～ 1）mm。口囊腹侧缘有齿 3 对，自内而外逐个增大。成虫寄生于犬小肠，其寄生习性与人体钩虫相似。观察犬钩虫在犬肠壁寄生的情况。固定标本肠壁出血处呈棕褐色，可见虫体咬附；新鲜标本可见肠壁黏膜多处出血点及咬附在肠黏膜的犬钩虫。

2．自看标本

钩虫卵：采用新鲜粪便直接涂片标本。在较弱光线下，先用低倍镜寻找，找到后换用高倍镜进一步观察。可见虫卵呈椭圆形，卵壳很薄，无色透明，大小为（57 ～ 76）μm ×（36 ～ 40）μm，新鲜虫卵内常含 2 ～ 4 个卵细胞。但在外界适宜条件下或当患者便秘时，虫卵内细胞可很快分裂为多个卵细胞，甚至发育为幼虫，因而镜检钩虫卵时看到的发育时期不同，卵内容物也有所差异。然而卵壳与卵内容物之间有明显的透明空隙，这是钩虫卵的特征之一（彩图Ⅲ）。两种钩虫卵在形态上相似，不易区分。但在观察时需注意与脱蛋白质膜受精蛔虫卵的区别（表 3-1）。

表 3-1　钩虫卵与脱蛋白质膜受精蛔虫卵的区别

区别点	钩虫卵	脱蛋白质膜受精蛔虫卵
卵壳	很薄	较厚
卵细胞	2 ～ 4 个	1 个
卵壳与卵细胞之间的空隙	在卵细胞的周围均有空隙	在卵细胞两端各有一个新月形空隙

【技术操作】

1．饱和盐水浮聚法（示教）：利用饱和盐水比重较大（约为 1.200），而钩虫卵比重较轻（为 1.055 ～ 1.088）的原理，使虫卵浮聚于液面，以提高检出率。本法对粪便中钩虫卵的浮聚效果最好，也可用于检查其他线虫卵和微小膜壳绦虫卵。

具体操作步骤为：用竹签挑取黄豆大小已去粗渣的待检粪便（约 0.5 g），置于洁净的漂浮杯中，加入少量饱和盐水，充分搅拌成悬液，继续加入饱和盐水，边加边搅拌，至接近杯口时，改用吸管缓慢滴加。使液面略高于杯口，但不外溢为止。取洁净无油脂的载玻片盖于漂浮杯上，接触液面，避免产生气泡。静置 15 ～ 20 min 后，将载玻片向上提起。并迅速翻转，勿使载玻片上的粪液滴落流失或干燥，立即镜检。镜检过程中，勿使粪液污染载物台及物镜。

2．钩蚴试管滤纸培养法（示教）：利用钩虫卵在适宜的条件下可很快孵出幼虫，幼虫可用肉眼或放大镜观察的原理而设计的方法。

具体操作步骤为：取一个洁净试管，加入冷开水 2 ~ 3 ml。将滤纸剪成与试管等宽，但较试管稍短的“T”形纸条，在横条部分用铅笔标记受检者的姓名或编号。在滤纸条竖部的上 2/3 处均匀地涂上粪便 0.2 ~ 0.4 g。将滤纸条插入试管，下端浸入水中，以粪便不触到水面为度。置于 25 ~ 30 ℃孵箱中培养，每天加适量水，以保持水面高度。3 ~ 5 天后观察结果。用小镊子将滤纸条轻轻提起，使其离开管底约 2 cm，摇动试管，用肉眼或放大镜观察试管底部水中有无呈银白色做蛇形运动的钩蚴。如有，则为阳性。

3．虫卵计数法：具体方法详见教材“实验技术篇”。

【注意事项】

1．粪便必须新鲜，因钩虫卵在适宜的条件下，经 1 ~ 2 天就可孵出幼虫。

2．翻转载玻片时，切勿将粪液滴落流失或干燥，以免影响检出率。

【作业】

绘图：绘制钩虫卵，并标注结构。

【思考题】

1．十二指肠钩虫和美洲钩虫成虫的主要区别是什么？这种区别的实际价值是什么？

2．钩虫病的传播与其在外界的发育有何关系？

3．确诊钩虫感染有哪几种方法？各有何优缺点？

4．病例分析：患者，男性，52 岁，农民。因黑便、头晕、乏力、心悸 1 个月，加重 1 周就医，以胃、十二指肠溃疡出血，失血性贫血入院治疗。查体：神志清楚，贫血貌，面色及皮肤苍白微肿，二尖瓣区闻及Ⅲ级收缩期杂音，双下肢水肿。血常规：RBC 2.07×10^{12}/L，Hb 58 g/L，WBC 5.6×10^{9}/L，N 0.60，L 0.32，E 0.08，血小板计数 110×10^{9}/L。粪便检查：黑褐色，WBC 0 ~ 3/Hp，RBC 满视野，隐血强阳性。入院后第 3 天做纤维胃镜检查，壶腹部见大量寄生虫附着于肠壁，并有广泛针尖大小的出血点，再次做粪检见寄生虫卵，虫卵呈宽椭圆形、无色透明，卵壳极薄，卵内还有 4 ~ 8 个卵细胞。该患者诊断什么病？诊断依据是什么？患者为何出现贫血？如何防治本病？

【英文阅读】

Hookworm is an important cause of iron deficiency anemia in both tropics and temperate countries. Hookworm has ability to suck blood from the intestinal vessels by attaching and making cuts in the intestinal wall by buccal capsule and teeth followed by sucking the blood through contraction of their muscular esophagus，secreting hydrolytic enzymes and releasing anticoagulants. Female hookworms are approximately 10 mm in length；males are slightly smaller and have a characteristic copulatory bursa（broadened posterior end），which is used to mate with females. Females can release more than 10,000 eggs per day into the feces，where a larva hatches from the egg within a day or two. Larvae can survive in moist soil for several weeks，waiting for an unsuspecting barefooted host to walk by. The mode of transmission is through penetration of skin by the third stage larva（by walking bare foot in dampen soil）. These larvae penetrate host skin and migrate throughout the host similarly to Ascaris and end up in the small intestine where they mature into adult worms.

（陈文碧　信彩岩）

第四节　蠕形住肠线虫

（*Enterobius vermicularis*）

【目的要求】

1．掌握蠕形住肠线虫成虫和虫卵的形态特征。

2．了解蠕形住肠线虫感染的检查方法（透明胶纸法和棉签拭子法）。

【实验内容】

1．示教标本

（1）蠕形住肠线虫成虫雌虫的浸制标本：为乳白色，形如线状，细长，大小为（8 ~ 13）mm×（0.3 ~ 0.5）mm。虫体两端较尖，中央膨大为其形态上的重要特点。

（2）蠕形住肠线虫成虫雌虫染色玻片标本：卡红染色，在低倍镜下可见虫体前端的角皮层向两侧扩展形成翼状，称头翼。咽管末端膨大呈球形，称咽管球。尾部长直而尖细。尖细部可达体长的 1/3（彩图Ⅲ）。

（3）蠕形住肠线虫成虫雄虫染色玻片标本：卡红染色，在低倍镜下可见其尾端卷曲，有一交合刺，头翼及咽管球的特征与雌虫相同。

2．自看标本

蛲虫卵玻片标本：先用低倍镜观察，但光线不可过强，否则容易漏检。找到后，换高倍镜观察。蛲虫卵长圆形不对称，一侧扁平，一侧凸出，卵壳较厚，无色透明，虫卵排出时，已含一蝌蚪期胚（彩图Ⅲ）。

【技术操作】

1．透明胶纸法（示教）：为肛门拭子法中的一种方法。用长约 6 cm，宽约 2 cm 的透明胶纸紧贴受检者肛门周围的皮肤皱褶处，取下胶纸，将胶面平贴在玻片上，镜检。

2．棉签拭子法（示教）：为肛门拭子法中的另一种方法。在一洁净的小试管上标记受检者的姓名或编号，再加入生理盐水 1 ~ 2 ml，取一消毒棉签在小试管内沾湿，挤去多余水分。用已浸湿的棉签擦拭受检者肛周皮肤，然后将棉签放回相应的小试管内，荡洗，使虫卵散落盐水内。离心取沉淀涂片镜检。

【注意事项】

1．最佳检查时间为清晨便前或者洗澡前。

2．检查完毕，检查者应立即彻底洗手，以免虫卵污染手指而误入口中被感染。

3．镜检时光线宜暗些，并注意蛲虫卵与气泡的区别。

【作业】

绘图：绘制蛲虫卵，并标注结构。

【思考题】

1．蛲虫雌虫及其虫卵的形态特点分别是什么？

2．为什么蛲虫容易在集体生活的儿童中流行广泛？具体有哪些感染方式？

3．蛲虫病的实验诊断方法有何特点？为什么？

4．病例分析：患儿，女性，5 岁。因外阴反复瘙痒 1 年入院。曾在当地医院诊断为“外阴炎”，经对症治疗无效。入院后发现患儿入睡后其肛周有长约 1 cm 的白色蠕动小虫。给予阿苯哒唑 200 mg 顿服，同时给予 1∶5000 高锰酸钾溶液坐浴。2 d 后患儿外阴瘙痒症状消失，3 d 后出院，嘱 1 周后再服阿苯哒唑 200 mg，门诊随诊 2 个月无复发。该患儿应诊断为什么病？诊断依据是什么？给予阿苯哒唑 200 mg 顿服治疗 2 d 后患儿外阴瘙痒症状消失，为什么还要嘱其 1 周后再服阿苯哒唑 200 mg？有哪些原因可引起外阴炎？

【英文阅读】

Enterobius vermicularis is small，white and thread like. Embryonated eggs are infective to people. Children acquire infection by ingestion of embryonated eggs containing larva by Ingestion of eggs contaminated with fingers due to inadequate hand washing or nail biting habit.The main symptom associated with pinworm infections is perianal pruritus，especially at night，caused by a hypersensitivity reaction to the eggs that are laid around the perianal region by female worms，which migrate down from the colon at night. Scratching the anal region promotes transmission，as the eggs are highly infectious within hours of being laid（hand-to-mouth transmission）.

（佘俊萍　信彩岩）

第五节　班氏吴策线虫和马来布鲁线虫

（*Wuchereria bancrofti*，*Brugia malayi*）

【目的要求】

1．掌握班氏吴策线虫（班氏丝虫）微丝蚴与马来布鲁线虫（马来丝虫）微丝蚴的形态区别。

2．了解丝虫成虫的形态。

3．了解丝虫微丝蚴厚血膜染色法的技术操作。

【实验内容】

1．示教标本

（1）丝虫成虫的浸制标本：肉眼观察虫体为乳白色，丝线状，雌虫较长，雄虫短且尾端向腹面卷曲（彩图Ⅳ）。

（2）腊肠蚴：为寄生在蚊胸肌中的发育阶段，虫体较微丝蚴粗短，形状如腊肠。

（3）感染期幼虫玻片标本：标本为切下的雌蚊头部。低倍镜下可见蚊口器下唇鞘内淡黄色的感染期幼虫，虫体细长、较大，其中有的虫体已部分或全部离开蚊的下唇鞘。

（4）阴茎、阴囊象皮肿的病理标本：为一典型晚期丝虫病患者手术摘下的标本。

（5）乳糜尿：为密封保存的慢性丝虫病患者尿液，可见大量乳白色沉淀物。

2．自看标本

（1）班氏丝虫微丝蚴染色标本：厚血膜溶血后经苏木素染色。先在低倍镜下观察，可见厚血膜内白细胞呈紫蓝色点状，微丝蚴细长，被染成紫蓝色，体内有颗粒。然后换高倍镜观察，也可在油镜下观察。注意其大小、体态、体核的分布及着色情况、尾核的有无、头间隙及外鞘膜的情况。班氏微丝蚴细小，弯曲自然，体核染为紫蓝色，多为圆形，大小相等，排列整齐，各核分开。头间隙较短，长∶宽约为1∶1或1∶2，神经环较明显，而排泄孔、排泄细胞、G细胞、肛孔等则不清楚，需特殊染色方法才能显示（彩图Ⅳ）。

（2）马来丝虫微丝蚴染色标本：观察内容同上，注意相互比较，在两种微丝蚴的主要形态鉴别中，注意马来微丝蚴体略小，体态僵直，头间隙较长，长∶宽约为2：1，体核大小不等，排列紧密，相互重叠，不易分清，并有两个尾核（彩图Ⅳ）。

【技术操作】

微丝蚴厚血膜制作法（示教）：于晚10时至次晨2时之间，从受检者耳垂或指尖取血3大滴（血量太少则不易找到微丝蚴）于洁净、无油的载玻片上，用推片之角将血涂成直径1.0～1.5 cm大小的圆形或椭圆形血膜，充分干燥后，加蒸馏水溶血，晾干、甲醇固定、吉姆萨染色，镜检微丝蚴。

【注意事项】

1．载玻片必须洁净无油脂、无灰尘。

2．血量要足，以避免因血量少而漏检。

3．血膜的边缘要整齐，厚薄要均匀。

【作业】

绘图：班氏丝虫微丝蚴和马来丝虫微丝蚴，标注结构。

【思考题】

1．两种丝虫微丝蚴在形态上有哪些主要区别点？
2．怎样对丝虫病进行诊断？应注意哪些问题？
3．输入含有微丝蚴的血液后能否引起丝虫病？为什么？

【英文阅读】

W. bancrofti，is the most widely distributed filarial parasite of humans. It is found throughout the tropics and subtropics with highest prevalence in Asia，Subsaharan Africa，and other places like Pacific islands，areas of South America，and the Caribbean basin. Definitive host is man . Intermediate host is mosquito. Filariform larvae get deposited in skin by the insect bite. Larvae penetrate the skin，enter into lymphatic vessels and migrate to the local lymph nodes where they molt twice to develop into adult worms in few months.

（毛樱逾　宋章永）

第六节　旋毛形线虫

（*Trichinella spiralis*）

【目的要求】

1．掌握旋毛形线虫（旋毛虫）幼虫囊包的形态特征。
2．了解旋毛虫成虫的形态特征。
3．了解肌肉压片检查旋毛虫幼虫囊包的方法。
4．了解旋毛虫的生活史。

【实验内容】

1．示教

（1）成虫：虫体细长，雄虫（1.4 ~ 1.5）mm × 0.04 mm，雌虫 3 ~ 4 mm，咽管总长占虫体体长的 1/3 ~ 1/2，咽管后段的背面有一列圆盘状杆细胞组成的杆状体，雌雄生殖系统均为单管型（彩图Ⅳ）。

（2）旋毛虫幼虫囊包染色玻片标本（彩图Ⅳ）。

2．自看标本

幼虫囊包染色玻片标本：幼虫细长，约 124 μm × 6 μm，在横纹肌内形成梭形囊包，其长轴与肌纤维的长轴平行，大多数囊内含一条盘曲的幼虫，少数含 2 ~ 3 条幼虫。随感染时间增长，囊包可逐渐钙化，此时囊包可不透明，虫体不易看清（彩图Ⅳ）。

【技术操作】

肌肉压片法：剪取米粒大小实验感染大白鼠的肌肉（膈肌较好）一块，置于两张载玻片间，用手轻轻压制成片，置低倍镜下观察囊包，该法常用于肉类卫生检查和病原学诊断工作。

【思考题】

1．旋毛虫主要是哪个阶段致病？用什么方法检查？

2．旋毛虫的生活史与其他线虫有什么区别？

3．病例分析：患者，女性，32 岁，因“发热，腹泻 1 周余”前来就诊，患者自诉“感冒”，发热，轻度腹泻，乏力，咽痛，全身肌肉酸痛，在家中自服感冒及抗炎药未见明显好转，遂前来就诊。查体：体温 38.7 ℃，面部轻度水肿，X 线片未见异常，血常规嗜酸性粒细胞 28%。医生考虑寄生虫感染的可能性大，你认为最可能是哪种寄生虫感染？为什么？

【英文阅读】

Trichinella spiralis is acquired by eating raw or improperly cooked pork infected with the larval stage of these nematodes. In the small intestine，the larvae molt into adult worms，and，after mating with male worms，the female worms release live larvae. The larvae penetrate the intestine，circulate in the blood，and eventually encyst in muscle tissue. Adult female worms live for several weeks and after the first week of infection may cause diarrhea，abdominal pain，and nausea. The main symptoms of trichinellosis are primarily caused by the larvae encysted in muscle tissue. The tissue migration phase lasts for about 1 month，with high fever，cough，and eosinophilia. As larvae encyst，edema occurs，and inflammatory cells（polymorphonuclear cells and eosinophils）infiltrate the tissue. Calcification，which may or may not destroy the larvae，occurs within 5-6 months.

（陈文碧　胡晓艳）

第七节　广州管圆线虫

（*Angiostrongylus cantonensis*）

【目的与要求】

1．了解广州管圆线虫成虫头端和雄虫尾端的形态结构。

2．了解广州管圆线虫的中间宿主。

【实验内容】

示教标本

（1）成虫的浸制标本：线状，细长，体表具微细环状横纹。头端钝圆，头顶中央有一小圆口，缺口囊。雌虫长 17 ~ 45 mm，宽 0.3 ~ 0.66 mm，尾端呈斜锥形。雄虫长 11 ~ 26 mm，宽 0.21 ~ 0.53 mm，交合伞对称，呈肾形。

（2）福寿螺和褐云玛瑙螺。

【英文阅读】

Angiostrongylus cantonensis is the most common cause of eosinophilic meningitis. Although a rare condition among travelers, increased travel and global transportation of food products may result in more cases across non-endemic, developed countries in the future.

（陈文碧　曾　静）

第四章　医学原虫实验

【实验目标】

1．认知类目标：掌握溶组织内阿米巴滋养体、包囊，阴道毛滴虫滋养体，杜氏利什曼原虫无鞭毛体的形态特征；掌握间日疟原虫红细胞内各期形态，恶性疟原虫环状体、配子体的形态特征。理解蓝氏贾第鞭毛虫滋养体、包囊，杜氏利什曼原虫前鞭毛体形态特征。了解刚地弓形虫滋养体、包囊、卵囊的形态特征。疟原虫检查方法。

2．价值类目标：培养学生观察、思考、分析问题的能力，主动学习，提升寄生虫学习兴趣。

3．方法类目标：运用演示法和对比法，自主开展原虫的学习。

第一节　溶组织内阿米巴

（*Entamoeba histolytica*）

【目的要求】

1．掌握溶组织内阿米巴滋养体和包囊的形态特征。

2．掌握碘液染色法检查溶组织内阿米巴包囊的方法。

3．了解溶组织内阿米巴与非致病阿米巴的形态区别。

【实验内容】

1．示教标本

（1）溶组织内阿米巴滋养体（铁苏木精染色）：先在低倍镜下找到清晰的视野，转换到高倍镜见到蓝黑色、边界清楚的圆形或椭圆形小体，移至视野中央在油镜下观察。注意内外质的区别，外质无色透明，伪足不明显；内质为蓝黑色颗粒状，可见蓝黑色的圆形红细胞。核 1 个，圆形、车轮状，核膜内缘有一层分布均匀、大小一致的核周染色质粒，核仁 1 个，小点状，居中（彩图Ⅴ）。

（2）溶组织内阿米巴包囊（铁苏木精染色）：观察方法同滋养体。包囊圆球形、蓝黑色，囊壁不着色。囊内可见 1 ~ 4 个核，核与滋养体相似但稍小，由于核大多不在同一平面上，故需调节细螺旋才能全部看清楚。拟染色体为深黑色、短棒状，糖原泡为空泡状，成熟的四核包囊拟染色体和糖原泡一起消失（彩图Ⅴ）。

（3）结肠内阿米巴包囊（铁苏木精染色）：观察方法同滋养体。圆球形，较溶组织内阿米巴大，含 1 ~ 8 个核，核内有大而偏位的核仁和大小不一排列不齐的核周染色质粒，拟染色体呈草束状（彩图Ⅴ）。

（4）阿米巴痢疾肠病理切片（HE 染色）：低倍镜下观察。阿米巴侵入黏膜下形成口小底大的烧瓶样溃疡，溃疡底部可彼此融合成大溃疡，溃疡间的黏膜正常。可查见滋养体。

2．自看标本

（1）活的溶组织内阿米巴滋养体：体外培养标本，用生理盐水直接涂片，高倍镜观察。因室温太低或标本放置过久，虫体活动迟缓，观察要及时，注意保温。低倍镜下找到虫体，高倍镜下观察虫体的形态及活动，常可看到外质伸出舌状或叶状的伪足，内质随之流入伪足，即为阿米巴运动。

（2）溶组织内阿米巴包囊（碘液染色）：取含包囊的粪便涂片，碘液染色，高倍镜观察。低倍镜找到棕黄色的圆球形小体，转至高倍镜观察，囊壁厚，可见 1 ～ 4 个反光的核，胞质金黄色，糖原泡呈棕黄色，拟染色体呈透明的棒状或点状。注意观察包囊的大小、颜色、核和糖原泡等结构（彩图Ⅴ）。

【技术操作】

1．生理盐水直接涂片法：取一张干净的载玻片，滴 1 滴生理盐水于载玻片的中央，用竹签挑取少许粪便，在生理盐水中涂抹均匀，涂片的厚度以透过玻片可辨认书上的字迹为宜，取一块盖玻片盖上，待检。

2．碘液染色法：取一张干净的载玻片，滴 1 滴碘液于载玻片的中央，用竹签蘸取粪便少许，均匀涂抹于碘液中，取一块盖玻片盖上，待检。

【注意事项】

1．碘液染色必须加盖片，以防止碘升华损伤物镜；勿用油镜观察碘液染色的标本。

2．观察碘染色标本时，载物台要放平，光线稍强，并耐心寻找，尤其较小的包囊更需耐心。

3．将涂用后的竹签和用后的玻片放在指定的地方。

【作业】

绘图：绘制溶组织内阿米巴包囊（碘染色法），并注明结构。

【思考题】

1．对溶组织内阿米巴痢疾急性患者、慢性患者和带虫者的粪便各用何种方法做病原学诊断？

2．阿米巴痢疾急性患者的临床表现有哪些？

3．病例分析：患者，男性，45 岁，因上腹疼痛，咳嗽、咳痰、偶有痰中带血就诊。查体：消瘦，肝大。1 个月前曾因黏液脓血便就诊。X 线检查有肺部占位性病变和胸腔积液，初步诊断怀疑为原发性肺癌。反复查痰未查到癌细胞，支气管灌洗液镜检却发现了一种寄生虫，该病原体胞质中吞噬有红细胞。患者可能是什么疾病？患者感染的寄生虫的感染阶段是哪个？如何解释患者出现的症状？

【英文阅读】

It is estimated that approximately 50 million cases of invasive disease occur each year, with up to 100, 000 deaths. Disease results when the trophozoites of *E histolytica* invade the intestinal epithelium and form discrete ulcers with a pinhead-sized center and raised edges, from which mucus, necrotic cells, and amebae pass. The trophozoites multiply and accumulate above the muscularis mucosae, often spreading laterally. Rapid lateral spread of the multiplying amebae follows, undermining the mucosa and producing the characteristic "flask-shaped" ulcer of primary amebiasis: a small point of entry, leading via a narrow neck through the mucosa into an expanded necrotic area in the submucosa. Bacterial invasion usually does not occur at this time, cellular reaction is limited, and damage is by lytic necrosis.

（王光西　胡晓艳）

第二节　杜氏利什曼原虫

（*Leishmania donovani*）

【目的要求】

1．掌握杜氏利什曼原虫无鞭毛体的形态特征。

2．了解前鞭毛体的形态特征，了解黑热病的传播媒介中华白蛉。

【实验内容】

1．示教标本

（1）前鞭毛体（瑞特染液染色）：油镜观察。成熟的虫体呈梭形或纺锤形，胞质淡蓝色，中部有一较大的圆形核，呈红色或淡紫色。动基体在虫体前端，细小杆状，着色深；基体位于动基体之前，向前发出一根弯曲的鞭毛游离于虫体外，长度与体长接近（彩图Ⅴ）。前鞭毛体前端常聚集成团，排成菊花状。

（2）中华白蛉：低倍镜观察。体长 1.5 ~ 3.5 mm，驼背状，灰黄色，全身布满细毛，足细长。

2．自看标本

无鞭毛体（瑞特染液染色）：标本取自患者或实验感染田鼠的骨髓、淋巴结、肝、脾，油镜观察。油镜下先找到紫红色大核的巨噬细胞，虫体圆形或椭圆形，常可见紫红色圆形的核，多位于虫体的一侧，动基体位于核旁。着色和前鞭毛体相同（彩图Ⅴ）。

无鞭毛体寄生于巨噬细胞胞质内，寄生数目不等。制片时，巨噬细胞常被破坏，无鞭毛体游离于细胞外，结构清晰，注意与血小板鉴别。血小板位于细胞间，形态不规则，常聚集成堆或团块，淡紫红色，无明显的结构。

【注意事项】

注意无鞭毛体与血小板形态的鉴别。

【作业】

绘图：用彩色笔绘制典型的无鞭毛体形态（瑞特染液染色）。并突出虫体在细胞内寄生的特点，可与血小板的形态和红细胞的大小做比较。

【思考题】

1．杜氏利什曼原虫的致病特点是什么？杜氏利什曼原虫导致贫血的机制是什么？

2．黑热病有何免疫学特征？

【英文阅读】

Leishmania donovani，which causes visceral leishmaniasis or kala-azar，spreads from the site of inoculation to multiply in reticuloendothelial cells，especially macrophages in spleen，liver，lymph nodes，and bone marrow．This is accompanied by marked hyperplasia of the spleen．Progressive emaciation is accompanied by growing weakness．There is irregular fever，sometimes hectic．Untreated cases with symptoms of kala-azar usually are fatal.

（陈文碧　向　丽）

第三节　蓝氏贾第鞭毛虫

（*Giardia lamblia*）

【目的要求】

了解蓝氏贾第鞭毛虫滋养体和包囊的形态特征。

【实验内容】

1．示教标本

（1）蓝氏贾第鞭毛虫滋养体（吉姆萨染色或铁苏木精染色）：油镜观察。虫体呈纵切为两半的倒梨形，左右对称，前端宽钝，尾端尖细，背部隆起，腹部前半部凹陷成吸盘。细胞核 1 对，泡状卵圆形，位于虫体前端 1/2 的吸盘处。鞭毛 4 对，由两核间靠前端的基体发出，分前侧、后侧、腹侧和尾侧鞭毛；轴柱 1 对，平行沿中线向尾部延伸；中体 1 对，呈爪状，与轴柱 1/2 处相交（彩图Ⅴ）。

（2）蓝氏贾第鞭毛虫包囊（铁苏木精染色）：油镜观察。虫体呈椭圆形，蓝黑色。囊壁厚，与虫体间有明显的间隙。细胞核 2 ～ 4 个，胞质内可见中体和鞭毛的早期结构（彩图Ⅴ）。

2．自看标本

蓝氏贾第鞭毛虫包囊（碘染色）：高倍镜观察。形态同铁苏木精染色，虫体呈棕黄色，细胞核反光发亮。

【作业】

绘图：绘制蓝氏贾第鞭毛虫包囊（碘染色）。

【思考题】

蓝氏贾第鞭毛虫病如何做病原学诊断?

【英文阅读】

G. lamblia occurs worldwide. Humans are infected by ingestion of fecally contaminated water or food containing giardia cysts or by direct fecal contamination，as may occur in day care centers，refugee camps，and institutions，or during oral-anal sex.

（杨兴友　罗　屏）

第四节　阴道毛滴虫

（*Trichomonas vaginalis*）

【目的要求】

1．掌握阴道毛滴虫的形态特征。

2．了解阴道毛滴虫的活动情况。

【实验内容】

1．示教标本

（1）阴道毛滴虫滋养体（吉姆萨染色）：油镜观察。虫体呈梨形，核长椭圆形、泡状，紫红色，位于虫体前端。鞭毛 5 根，4 根前鞭毛，1 根后鞭毛；波动膜位于体外侧前 1/2，外缘与后鞭毛相连；轴柱 1 根，贯穿虫体，从虫体末端伸出（彩图Ⅴ）。

（2）活的阴道毛滴虫滋养体：人工培养，生理盐水直接涂片，高倍镜观察。虫体无色透明，体态多变，活动力强，可见到前鞭毛和波动膜的运动，波动膜做波浪式运动。

2．自看标本

阴道毛滴虫滋养体（吉姆萨染色）：油镜观察。形态特征同前述。

【注意事项】

临床查活体阴道毛滴虫滋养体，女性取材部位在阴道后穹隆，送检物注意保温，及时送检。

【作业】

绘图：用彩色笔绘制阴道毛滴虫滋养体（吉姆萨染色）。

【思考题】

1．滴虫性阴道炎的致病机制是什么？

2．如何诊断滴虫性阴道炎？

3．病例分析：患者，女性，34 岁，已婚，农民。自感近几周外阴痛痒，腰酸，白带增多、味臭、泡沫状，同时伴有尿频、尿急等症状，月经后加重。妇科检查外阴部红肿，取阴道后穹隆分泌物生理盐水涂片可见大量梨形或圆形虫体，前端可见鞭毛运动，轴柱从后端伸出，做螺旋式运动。经治疗症状消失后 1 个月再次复发。该患者应诊断为什么病？诊断依据是什么？该妇女为何反复感染？该怎样治疗？

【英文阅读】

T. vaginalis is a common parasite of both males and females but infection is more common in women than in men. Infants may be infected during birth. In the United States，it is estimated that 3.7 million people have the infection but only 30% become symptomatic. Control of *T. vaginalis* infections always requires simultaneous treatment of both sexual partners. Mechanical protection（condoms）should be used during intercourse until the infection is eradicated in both partners.

（毛樱逾　曾　静）

第五节　疟 原 虫

（*Plasmodium*）

【目的要求】

1．掌握间日疟原虫在红细胞内各期的形态特征、恶性疟原虫环状体和配子体的形态特征。

2．掌握薄血膜的推片和染色过程。

【实验内容】

1．示教标本

油镜观察。均为吉姆萨染色，胞核染紫红色，胞质染浅蓝至深蓝色；胞质中的疟色素棕黄色，被寄生的红细胞可发生形态的变化。

（1）间日疟原虫环状体：虫体形似宝石戒指，胞核为紫红色点状，胞质蓝色呈环形，环的大小为红细胞直径的 1/3，中间有空泡。红细胞内一般为 1 个原虫，偶有 2 个。被寄生的红细胞无改变（彩图Ⅵ）。

（2）间日疟原虫滋养体：胞核增大，胞质逐渐增多，伸出伪足形态不规则，形成空泡；胞质中出现棕褐色、细小的疟色素；被寄生的红细胞胀大，颜色变浅，开始出现红色的薛氏小点（彩图Ⅵ）。

（3）间日疟原虫裂殖体：胞核开始分裂即为裂殖体，胞质逐渐变规则、致密包绕胞核形成裂殖子，未成熟的裂殖体胞质未分裂，成熟的裂殖体核分裂成 12 ～ 24 个。疟色素集中成团（彩图Ⅵ）。

（4）间日疟原虫配子体：虫体圆形，雄配子体核大而疏松，位于虫体中央（彩图Ⅵ）；雌配子体核小而致密，位于虫体边缘。被寄生的红细胞显著胀大，疟原虫充满整个红细胞（彩图Ⅵ）。

（5）恶性疟原虫环状体：核小，常见两个核，胞质纤细，环较小，环的直径为红细胞的 1/5。同一红细胞内常有 2 个以上的核（彩图Ⅵ）。

（6）恶性疟原虫配子体：寄生的红细胞常因胀破而见不到或仅见一部分，附在配子体凹面的一侧。雄配子体两端较圆，香蕉形，胞质呈蓝色而略带红色；核大而疏松，红色，位于虫体中央。雌配子体两端较尖，半月形，胞质蓝色；核小而致密，深红色，位于虫体中央。疟色素黑褐色，集中于核周（彩图Ⅵ）。

2．自看标本

间日疟原虫薄血膜片（吉姆萨染色）：取薄血片 1 张，选有血膜的一面为观察面（此面向上），先在低倍镜和高倍镜下选红细胞分散均匀处，滴加镜油 1 滴，耐心按顺序观察。注意白细胞、淋巴细胞、单核细胞、巨噬细胞等血细胞与疟原虫的区别，血细胞具有特定的形态；注意疟原虫与红蓝色的染液沉渣及其他异物的区别，调节显微镜的微螺旋，若红蓝块与红细胞在同一水平，有一定的轮廓即为疟原虫，反之为异物，确定为疟原虫后进一步辨认具体为红细胞内期的哪个发育阶段。

【技术操作】

1．薄血膜推片的制作及染色

（1）取血：将伯氏疟原虫（*Plasmodium berghei*）保种的小白鼠的尾部末端剪去，从尾部挤出血滴，滴于洁净的载玻片上，位置在 1/3 与 2/3 交界处（图 4-1）。

（2）推片：左手持滴血的载玻片，右手取一边缘光滑的载玻片做推片，将推片的一端与血滴接触，玻片与推片间保持 30° ～ 40°，当血滴沿推片扩散后，匀速向前推出，推成长舌状。

（3）染色：血片自然晾干，用蜡笔在血膜两端划线以防染液外溢。

A．吉姆萨染色：先用甲醇固定 20 s，待血膜干透后，用新鲜配制的 5% 的吉姆萨染液滴于血膜上，完全覆盖血膜，染色 30 min，流水轻轻冲洗干净，晾干待检。

B．瑞特染液染色：滴加瑞特染液染液于血膜上，完全覆盖血膜，0.5 s ～ 1 min，待染液中的甲醇固定标本后，滴加等量的蒸馏水或缓冲液，轻轻摇动载玻片混匀，染 3 ～ 5 min，待出现金属光泽的浮膜，用磷酸缓冲液或流水冲洗干净，晾干待检。冲洗前切勿先倾去染液，以免染料颗粒沉着。

（4）观察效果：好的标本在油镜下观察可见到红细胞平铺，无重迭现象。白细胞核呈紫蓝色，血膜上无染料残渣沉着，表明染色良好。本次实验经染色的鼠血薄血膜中鼠疟原虫数量多，被寄生的红细胞明显胀大，常见红细胞内有多个疟原虫寄生，疟原虫胞质呈蓝色，核为红色。

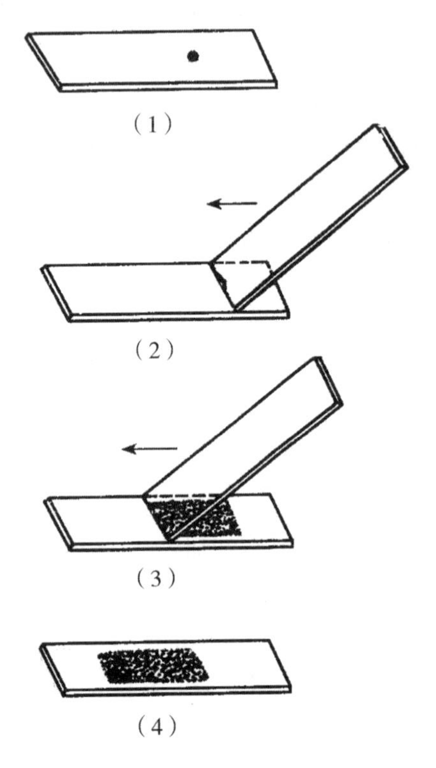

图 4-1 薄血膜涂片的制作

2．厚血膜制作：详见教材实验技术篇。

3．厚薄血膜的优缺点：用薄血膜观察疟原虫，可保持完整的红细胞，有助于鉴别虫种，但疟原虫数量较少，需细心寻找。厚血膜取血量多，虫体集中，检出率高，但溶血后的红细胞失去完整形态，只剩下疟原虫和疟色素，无经验者不易识别。故为了取长补短，在流行病学调查时，一般采用在同一张玻片上作厚薄两种血膜。

【注意事项】

1．载玻片应洁净无油污，以免血膜上产生空泡样的空白区。

2．推片的边缘要平整光滑，推力要均匀，中途不能停顿，以免血膜厚薄不匀。

3．涂成的血膜让其自然干燥，切勿加热或暴晒，以免影响染色效果。

4．加缓冲液时要充分混匀，染色后用流水缓慢冲去染液，避免染料残渣沉着在血膜上。

5．观察疟原虫薄血膜片时，注意疟原虫与异物的区别，疟原虫与各类血细胞的区别。

【作业】

绘图：用彩色笔绘制间日疟原虫各期形态及恶性疟原虫环状体和配子体的形态（吉姆萨染色）。

【思考题】

1．疟疾贫血的原因有哪些？

2．疟疾病原学诊断方法有哪些？

3．疟疾周期性发作的特点和机制是什么？

4．病例分析：患者，男性，23 岁。于 2011 年 7 月 5 日到缅甸经商。18 日患者出现畏寒、发热（39℃）、出汗等症状，隔日出现高热 1 次，给予抗感染等药物治疗后病情无明显好转。23 日晚回国，住院。血常规：白细胞 4.0×10^9/L，红细胞 2.9×10^{12}/L。经血涂片检查确诊为间日疟原虫感染。从疟疾防治的角度，你认为首先应采取什么措施？

【英文阅读】

P. vivax and *P. falciparum* are the most common species found throughout the tropics and subtropics, with *P. falciparum* found predominately in Africa. *P. vivax* has a wider distribution than *P. falciparum* since it is able to survive at higher altitudes and in cooler climates in the mosquito vector. Although *P. vivax* can occur throughout Africa, the risk of infection is considerably less due to the low frequency of the Duffy receptor on red blood cells among many African populations.

（佘俊萍　张金平）

第六节　刚地弓形虫

（*Toxoplasma gondii*）

【目的要求】

1．掌握弓形虫滋养体的形态特征。

2．了解弓形虫的生活史。

【实验内容】

1．示教标本

（1）弓形虫速殖子（滋养体）染色涂片标本：用油镜观察速殖子的形态，虫体常呈香蕉形或半月形，长 4 ～ 7 μm，宽 2 ～ 4 μm，经吉姆萨染剂染色后，可见胞质呈蓝色，胞核呈红色，位于中央，虫体一端常见一较小的红色副核体（彩图Ⅵ）。

（2）卵囊：卵圆形，有双层囊壁，光滑。成熟卵囊内含两个孢子囊，每个孢子囊内含 4

个长形，微弯的子孢子。

2．自看标本

弓形虫速殖子（滋养体）。

【作业】

绘图：弓形虫速殖子。

【思考题】

1．弓形虫有哪些危害？

2．弓形虫病是怎样传播的？如何诊断弓形虫病？

【英文阅读】

Since oocysts of *Toxoplasma gondii* usually take from 1 to 5 days to become infective, daily changing of cat litter（and its safe disposal）can prevent transmission. However, pregnant women should avoid contact with cats, particularly kittens. An equally important source of human exposure is raw or undercooked meat, in which infective tissue cysts are frequently found. Humans（and other mammals）can become infected either from oocysts in cat feces or from tissue cysts in raw or undercooked meat. Fulminating fatal infections may develop in patients with AIDS, presumably by alteration of a chronic infection to an acute one.

第七节 隐孢子虫

（*Cryptosporidium*）

【目的要求】

了解隐孢子虫的形态特征及其危害。

【实验内容】

示教标本

卵囊：圆形或椭圆形，直径 4 ~ 6 μm，成熟卵囊内含 4 个裸露的子孢子和颗粒状的残留体。

【思考题】

隐孢子虫有哪些危害？如何诊断隐孢子虫病？

【英文阅读】

The incidence of water-associated outbreaks in the United States has significantly increased, driven, at least in part, by outbreaks both caused by Cryptosporidium and associated with treated recreational water venues. Because of the parasite's extreme chlorine tolerance, transmission can occur even in well-maintained treated recreational water venues (e.g. pools) and a focal cryptosporidiosis outbreak can evolve into a community-wide outbreak associated with multiple recreational water venues and settings (e.g. childcare facilities).

（毛樱逾　宋章永）

第五章　医学节肢动物实验

【实验目标】

1．认知类目标：掌握三属蚊的主要区别特征、蝇的一般形态特征，了解中华白蛉、蚤、虱、臭虫、蜚蠊的成虫和蜱、螨的形态特征。

2．价值类目标：培养学生观察、思考、分析问题的能力，主动学习，提升对寄生虫学的学习兴趣。

3．方法类目标：运用演示法和对比法，自主开展医学节肢动物的学习。

第一节　蚊

（Mosquito）

【目的要求】

1．掌握三属蚊的主要区别特征。

2．了解蚊虫生活史各期的形态。

3．了解蚊的刺吸式口器的构造，以了解其传病方式。

【实验内容】

示教标本

1．蚊成虫针插标本：用放大镜（或解剖镜）观察蚊成虫的形态。蚊虫的大小、颜色、躯体各部分的区分和构造，蚊体被有鳞片，尤以翅脉翅缘上鳞片为显著。

头部：观察复眼、触角、触须及喙。注意雌雄区别，主要根据头部触角上轮毛的形状进行区别。注意触须和喙上的黑白斑或白环。如三带喙库蚊的喙中段有一宽阔白环（彩图Ⅶ）。

胸部：有细长分节的足 3 对，观察其分节及末端的构造。翅 1 对，注意掌握其脉序，翅后缘边有缘缨，后翅退化为平衡棒。按蚊翅前缘有黑白斑。白纹伊蚊在中胸盾片上有一正中的白色纵纹。

腹部：分 10 节，最后两节变化为生殖器，雌蚊有尾须 1 对，雄蚊有构造复杂的外生殖器。

2．雌、雄蚊口器：用低倍镜观察，注意喙的形状和结构。雌蚊喙为典型刺吸式口器，包括：下唇 1 个，最粗，呈槽状，上生鳞片，末端有 2 个唇瓣。下唇槽内有 6 根“刺针”，分别为：上内唇 1 个，稍大，舌 1 个，扁薄，内含唾液管；上腭 1 对，末端膨大呈尖刀状，缘有细齿；下腭 1 对，末端较细，缘有粗齿。雄蚊口器中，上、下腭退化或几乎消失，不能刺入皮肤，因而不适于吸血（彩图Ⅶ）。

3．三属蚊的代表成蚊

（1）中华按蚊（*Anopheles sinensis*）针插标本：灰褐色，成蚊体中型或大型，翅的前缘脉有两大白斑，触须有 4 个白环（彩图Ⅶ）。

（2）致倦库蚊（*Culex pipiens quinquefasciatus*）针插标本：淡黄褐色，成蚊体中型大小，喙和足上都无白斑和白环（彩图Ⅶ）。

（3）白纹伊蚊（*Aedes albopictus*）针插标本：黑色成蚊体中型，黑色间有白斑，胸部背面有一条明显的白纵条（彩图Ⅶ）。

观察时注意点：

1）注意翅上有无白斑。按蚊一般翅上有黑白斑点，库蚊和伊蚊一般没有。

2）注意蚊体的颜色、足上有无白环。按蚊灰褐色，足上无环，体躯白斑；库蚊淡黄褐色，体躯上可有白斑，足上无白环；伊蚊一般黑色，体躯和足上有白斑和白环。

4．蚊卵：注意按蚊卵、库蚊卵、伊蚊卵的形态区别（彩图Ⅶ）。

（1）按蚊卵：外形似小艇状，中部两侧有浮囊，分散在水面上。

（2）库蚊卵：长圆形，一端较粗，互相集结呈竹筏状，浮在水面。

（3）伊蚊卵：纺锤形，分散，常沉在水底。

5．蚊幼虫：观察气门或呼吸管，注意呼吸管的长短与粗细，借以区分三属蚊幼虫（彩图Ⅶ）。

（1）按蚊幼虫：尾端无呼吸管，只有一对气门，腹部背面有掌状浮毛，静止时身体与水面平行。

（2）库蚊幼虫：尾端有一长而细的呼吸管，静止于水面时头下垂，身体与水面呈一角度，倒挂在水中。

（3）伊蚊幼虫：尾端的呼吸管短而粗，静止于水面时体态如库蚊。

6．蚊蛹：体形呈逗点状，分头胸和腹部，胸背部有喇叭形呼吸管一对。

【作业】

填表比较三属蚊形态上的不同点。

		按　蚊	库　蚊	伊　蚊
成蚊	体色			
	静态			
	翅			
	触须			
卵	外形排列			
幼虫	呼吸管			
	掌状毛			
	静态			
蛹	呼吸管			

【思考题】

1．蚊类的形态特征是什么？

2．蚊类的哪些形态构造与传播疾病有关？

3．蚊类能传播哪些疾病？

4．病例分析：患者，女性，23 岁。患者 2 月份从非洲加纳回国。于 3 月 8 日因“发热、寒战、全身酸痛”等到医院诊治，予以抗病毒、消炎及降温等治疗。3 月 8 日和 9 日患者均出现 39 ℃以上的高热，并伴寒战、头痛、疲倦等症状，服用退热药后能缓解。无皮疹和皮肤出血点，淋巴结和肝、脾无肿大，无腹泻。根据以上情况及症状，你初步怀疑患者感染了什么病原体？如何进一步检查确诊？

【英文阅读】

Sterile male releases have successfully reduced local populations of the dengue vector，Aedes aegypti，but challenges remain in scale and in separating sexes before release. The recent discovery of the first mosquito male determining factor（M factor）will facilitate our understanding of the genetic programs that initiate sexual development in mosquitoes.

（佘俊萍　荣　华）

第二节　蝇

（Fly）

【目的要求】

1．掌握蝇的一般形态特征，了解其传病的构造。

2．了解蝇的生活史各期形态。

【实验内容】

1．示教标本

（1）蝇头部玻片标本：用低倍镜观察触角、复眼、单眼及舐吸式口器（彩图Ⅶ）。

（2）蝇翅、足的玻片标本：用低倍镜观察翅的翅脉、足末节的构造（彩图Ⅶ）。

（3）蝇蛹：注意颜色、外形和大小。蛹为棕褐色椭圆形，大小约为 6 mm。

（4）常见蝇种针插标本：

1）家蝇（舍蝇，*Musca domestica vicina*）：体中型大小，长 6 ～ 7 mm，暗灰褐色，胸部背面有 4 条等宽黑纵纹，第四纵脉向上弯曲，与第三翅脉相遇（彩图Ⅶ）。

2）大头金蝇（*Chrysomyia megacephala*）：体较大，呈青绿色金属光泽，复眼深红色，颊部橙黄色，第四纵脉与第三纵脉相遇（彩图Ⅶ）。

3）丝光绿蝇（*Lucilia sericata*）：体呈绿色金属光泽，颊部银白色，中等大小（彩图Ⅶ）。

4）棕尾别麻蝇（*Boettcherisca peregrina*）：暗灰色，中胸背面有 3 条直的黑纵纹，腹部背面具有闪光的黑白相间的棋盘状斑（彩图Ⅶ）。

2．自看标本

蝇的幼虫玻片标本：注意外形、后气门的构造。幼虫乳白色，前端尖细，后端钝圆，体分节。具后气门一对，为鉴别种类的依据之一（彩图Ⅶ）。

【思考题】

1．蝇类有哪些形态特征？与传病有关的形态结构和生活习性有哪些？

2．简述蝇类与疾病的关系。

3．病例分析：患者，男性，44 岁，2 周前在东南亚某国旅行，回国后即出现腹痛、腹泻、随着时间推移病情加剧；继而出现恶心、呕吐、胀气、血便和里急后重等症状入院。查体：体温 38.5 ℃，肝脾正常，心肺（–）。血液检查：血细胞比容 0.45，红细胞 4.5×10^{12}/L，血红蛋白 115 g/L，白细胞 7.1×10^{9}/L。粪便检查：黏液血便，有腥臭味，生理盐水涂片在病原体。胞质内可见红细胞。患者最可能感染的病原体是什么？怎样预防？

【英文阅读】

In total，6 530 flies were collected from four breeding sites and then examined for human intestinal parasites，mainly using the formol-ether concentration method. Fly species identified were Musca domestica（32.9%），Chrysomya rufifacies（32.6%），Musca sorbens（23%），Lucina cuprina（4.7%），Calliphora vicina（2.8%），Chrysomya bezziana（2.3%）and Wohlfahrtia magnifica（1.7%）. Intestinal parasites such as Ascaris lumbricoides（36.9%），Trichuris trichiura（38.8%），hookworm（13.0%），Hymenolepis nana（0.6%），Taenia spp.（8.4%），Entamoeba histolytica/dispar（48.1%），and Giardia lamblia（10.4%）were isolated from both external and gut contents of the flies. It was observed that more parasites were isolated from gut contents than the external surfaces of the flies examined.

第三节 白 蛉

（Sand fly）

【目的要求】

了解中华白蛉成虫的主要特征。

【实验内容】

中华白蛉成虫染色玻片标本（低倍镜观察）：虫体较蚊体小，棕黄色，全身密布细毛，胸部向背面隆起，似驼背。注意咽甲、受精囊及雄性外生殖器构造。

【英文阅读】

The persistence and geographical expansion of leishmaniasis is a major public health problem that requires the development of effective integrated vector management strategies for sand fly control. Moreover, these strategies must be economically and environmentally sustainable approaches that can be modified based on the current knowledge of sand fly vector behavior.

（王光西　陈　环）

第四节　蚤、虱、臭虫、蜚蠊

（Flea，Louse，Bedbug and Cockroach）

【目的要求】

1. 了解蚤、虱、臭虫和蜚蠊成虫的一般形态特征。
2. 了解它们与疾病的关系。

【实验内容】

示教标本

1. 致痒蚤（人蚤）：无颊栉及前胸栉，眼鬃位于眼下方，中胸侧板有垂直的侧板杆。注意蚤的一般形态特征，成蚤呈黄褐色或深棕色，两侧扁平。低倍镜观察各部构造。头部：单眼、触角及触角窝，口器（刺吸式）、眼鬃的位置及颊栉的有无为分类特征。胸部：注意有无前胸栉，足 3 对，后足特别发达。腹部：分节，雌蚤腹部末端钝圆，在透明标本上可以看到受精囊，其形状因种而不同；雄蚤末端较尖，形成上抱器和下抱器等（彩图Ⅶ）。

2. 人体虱或头虱玻片标本：体背腹扁平，分头、胸、腹 3 部分，头部菱形，两侧有复眼 1 对，眼的前方有 1 对触角，各分 5 节。口器刺吸式，平时藏于头内。胸部由前、中、后胸 3 节融合而成，中胸背面两侧有气门 1 对，位于第 1、2 对足之间。腹面有足 3 对，每足分基、转、股、胫、跗 5 节，胫节末端的指状突起与跗节末端的爪相对形成抓握器，腹部只见 7 节，各节边缘有侧背片，第 1 ~ 6 腹节各有 1 对气门位于背侧片上，雄性腹部末端钝圆，有一角质的交尾器伸出体外，雌性腹部末端分叉（彩图Ⅶ）。

3. 阴虱玻片标本：体形短宽似蟹状，雌虱体长约 1.5 mm，胸部短宽与腹部相连不可分。足 3 对，前足及其爪均细，但中足和后足强大，爪也粗大。腹部第 3、4、5 节融合为一节，其上具有 3 对气门，第 5 ~ 8 腹节侧缘具锥状突起，突起上有毛（彩图Ⅶ）。

4. 臭虫液浸标本：虫体腹背扁平，椭圆形，红褐色，雌虫长约 5 mm，宽约 3 mm，腹部后端钝圆。雄虫较雌虫小，腹部后端窄而尖。

5. 蜚蠊（蟑螂）液浸标本：成虫椭圆形，背腹扁平，褐色，触角 1 对，细长呈鞭状，口器为咀嚼式，有翅两对，前翅革质状，有明显的翅脉。后翅薄而透明，足 3 对发达。

【思考题】

1．蚤的形态特征有哪些？能传播哪些疾病？
2．虱的形态特征有哪些？能传播哪些疾病？

【英文阅读】

Lice infestation on the human body（also known as pediculosis）is very common. Cases number in the hundreds of millions worldwide. Three distinct presentations of lice infection exist and each is caused by a unique parasite. Head lice，Pediculus humanus corporis，is responsible for body lice and is more commonly associated with poverty，overcrowding，and poor hygiene. Pubic lice（crabs）are caused by Pthirus pubis and is transmitted by intimate and/or sexual contact. No doubt，human lice infestation is an increasing problem worldwide，Apart from being an irritating and a shaming human ecto-parasite，they transmit serious infectious diseases；epidemic or classical typhus，epidemic relapsing fever as well as Trench fever. Eradication of lice infestation prevents transmission of infectious diseases.

（佘俊萍　张志坤）

第五节　蜱、螨

（Tick and Mite）

【目的要求】

了解蜱、螨各种类的一般形态。

【实验内容】

示教标本

1．硬、软蜱的成虫瓶装标本：肉眼或借助放大镜观察。

（1）硬蜱：头、胸、腹复合在一起，体前端有颚体（假头），分为口下板、螯肢、触须等 3 部分。体背面有盾板，根据盾板的大小区别雌雄，成虫 4 对足，幼虫 3 对足（彩图Ⅶ）。

（2）软蜱：色棕褐，基本形态与硬蜱相似。主要不同点如颚体位于躯体的前方腹面，无盾板，气门甚小，位于第 4 对足基节前方。

2．革螨成虫玻片标本：体圆形或卵圆形，黄色或褐色，大小为 0.2 ~ 0.5 mm，大者可达 3 mm，由颚体和躯体两部分组成，躯体表皮为膜质，背腹面均可有骨板及刚毛。

3．恙螨幼虫玻片标本：恙螨幼虫为椭圆形，小于 1 mm，活时鲜红色，或黄、橙色，封片后为灰白色，颚体细小，躯体背侧，前端有一盾片，盾片上有 5 根刚毛及 1 对感器，躯体有羽状刚毛横列。足 3 对亦多刚毛。

4．疥螨玻片标本：近圆形，颚体短小，躯体背面有波状横纹等。足短粗，呈圆锥形，两对在前，两对在后，雌疥螨的第 4 对足末端有细长的刚毛，雄疥螨的第 4 对足末端具细小的吸垫。幼虫 3 对足，第 3 对足位于体之后端，其末端有细长的刚毛（彩图Ⅶ）。

5．蠕形螨玻片标本：微小蠕虫状的螨体，体表具环形横纹。成虫有短足 4 对。颚体在前端，很小。末体占虫体长 2/3 以上，末端钝圆者为毛囊蠕形螨；末体占体长 1/2，末端略尖，如锥状者，为皮脂蠕形螨（彩图 Ⅶ）。

【技术操作】

1．挤压法检查蠕形螨：用经火焰及乙醇消毒过的压迫器，从鼻沟刮取毛囊及皮脂腺的分泌物，置于已加 1 滴花生油或水胶的载玻片上，将分泌物摊开，加上盖玻片。低倍镜镜检。在标签上注明日期及检查者姓名，以便登记检查结果。

2．透明胶带法检查蠕形螨：取 1 cm × 6 cm 大小的单面透明胶，在睡前贴在鼻尖、鼻翼、鼻唇沟等部位，次日起床后揭开，贴附在干净载玻片上，置显微镜下找虫体。

【思考题】

1．蛛形纲与昆虫纲的主要区别是什么？

2．蜱和螨的形态区别有哪些？

3．蜱、螨与疾病的关系怎样？

4．病例分析：患者，男性，26 岁。自感皮肤瘙痒半个月，两手指间皮肤发红，有针尖大小的小点，瘙痒难忍，夜间尤甚。此前患者体健，经常出差。查体：在手背、腕部和臂部有脱皮现象，指间、胸部和背部有丘疹、隧道皮损，可见发亮的小水疱和线状红色病变。病原学检查：消毒针头挑取隧道状皮损近端镜检，发现圆形乳白色虫体，虫体长 0.2 ~ 0.4 mm，颚体短小，躯体背面有波纹、皮刺及刚毛。足 4 对，虫体第 1、2 对足末端有带柄的吸垫，第 3、4 对足末端有长刚毛。该患者应诊断为什么病？诊断依据是什么？该患者的感染途径可能是什么？该如何治疗、预防本病？

【英文阅读】

Human scabies is caused by an infection of the skin by the human itch mite. There are different medications for the treatment of scabies. Ivermectin was superior to sulfur 10% ointment at the 4-week follow up.

（杨兴友　张禄滑）

第六章　综合性实验

第一节　混合虫卵观察

取标本瓶中保存的混合虫卵，涂片，低倍镜和高倍镜下观察，辨认常见的寄生虫卵。

第二节　鼠疟原虫接种实验

建立以感染和抗感染为切入点，以病原体（疟原虫）感染为代表，设计融寄生虫（鼠疟原虫）感染—病原学诊断、免疫学诊断、活组织检查—病理解剖观察为一体的实验教学方法，加强学生动手能力，提高综合学习能力。

【实验内容】

1. 鼠疟原虫接种：取已感染鼠疟原虫的小白鼠 1 只，从其尾部、眼眶或心脏取血 0.2 ml，用生理盐水稀释至 1 ml，摇匀。用结核菌素注射器吸取 0.1 ml 稀释的含原虫血液，在无菌操作条件下，给健康小白鼠作腹腔内注射。感染 6 只小鼠，作标记并置于饲养笼内饲养，留待 1 周后实验使用。另取 4 只健康小白鼠经腹腔注射 0.1 ml 生理盐水后同等条件饲养，作对照组。
2. 感染小鼠外周血涂片的制作、染色及镜检（具体操作见疟原虫章节）。
3. 取感染、对照组小鼠血液离心收集血清，作免疫学检测。
4. 解剖感染、对照组小鼠，观察其脾、肝等脏器的病理变化。

（王光西　周英顺）

第七章　设计性实验

第一节　透明胶带法调查大学生蠕形螨感染情况

【目的要求】

了解大学生蠕形螨感染情况。

【方法】

按要求准备好透明胶带。以大学生班级为单位，每个同学用透明胶带，睡前贴在鼻尖、鼻翼、鼻唇沟等部位，次日起床后揭开，贴附在干净载玻片上，置于低倍镜下找蠕形螨。统计蠕形螨感染情况。分析蠕形螨的感染分布特点。

第二节　曼氏迭宫绦虫流行病学调查

【目的要求】

了解蛙肉中曼氏迭宫绦虫裂头蚴的寄生情况。

【技术操作】

收集生理实验用过的青蛙。用小锥从枕骨大孔刺入，处死青蛙。使蛙腹朝上，四肢伸展，固定在解剖板上，剪开腹部皮肤，剥去外皮，在肌肉束间寻找裂头蚴，观察幼虫的形态、颜色和活力。

【作业】

写出青蛙内裂头蚴感染情况调查报告。

（王光西　陈　环）

第三节　暴发性腹泻的流行病学调查与防治分析

如果某一区域发生了腹泻暴发流行，你作为一名医生，应如何确定病原体的种类、传染的源头以及怎样进行合理的防治？引起腹泻的常见病原体有：痢疾杆菌、霍乱弧菌、轮状病毒、溶组织内阿米巴、蓝氏贾第鞭毛虫、日本血吸虫等。暴发流行的原因一般是水源污染。

【实验内容】

1．独立思考、分析引起暴发性腹泻的可能原因。
2．如何采集标本？如何进行病原体的检测与鉴定？
3．拟订合理的防治方案。
4．各组组长汇报本组的讨论情况和设计方案。
5．学生自由发言。
6．教师点评。

第四节　调查设计

4～5个同学为一个小组，选择或设计一个合适的实验题目，学生查阅资料，自行设计实验方案，拟定实验步骤，准备实验器材，进行实验，记录和分析实验结果并进行小结与讨论，撰写实验报告和论文。通过该次实验希望培养同学们严格认真的工作作风，实事求是的科学态度和独立思考、分析问题和解决问题的能力；也希望同学们充分发挥自身潜能，勤于思考，灵活掌握和运用所学知识，为今后的工作奠定坚实的基础。教师考核同学们此次实验的主要依据是：选题的合理性和难度，设计方案的完整性、合理性、经济性，测试结果的准确性和分析解决问题的灵活性。

设计性实验参考题目：

1．大学新生肠道寄生虫感染情况的调查分析
2．某幼儿园儿童蛲虫感染情况的调查分析
3．滴金免疫渗滤法检测广州管圆线虫抗体的实验研究
4．市售蔬菜寄生虫卵污染情况的调查
5．肠线虫感染病原检查优化方案的研究
6．食堂职工寄生虫感染情况的调查分析
7．如何预防肠道寄生虫病
8．对四川省某地区旋毛虫感染情况做血清流行病学调查

（毛樱逾　年四季）

参考文献

1．赵瑞．人体寄生虫学实验指导．北京：科学出版社，2013.
2．高兴政．医学寄生虫学．2 版．北京：北京大学医学出版社，2011.
3．王光西．人体寄生虫学实验指导．北京：北京大学医学出版社，2018.
4．诸欣平，苏川．人体寄生虫学．9 版．北京：人民卫生出版社，2019.
5．王光西．人体寄生虫学．北京：人民卫生出版社，2020.
6．ALIPOUR H，GOLDUST M. The efficacy of oral ivermectin vs. sulfur 10% ointment for the treatment of scabies. Ann Parasitol，2015，61（2）：79-84.
7．KURT Ö，BALCIOĞLU I C，LIMONCU M E，et al. Treatment of head lice（Pediculus humanus capitis）infestation：is regular combing alone with a special detection comb effective at all levels？ Parasitol Res，2015，114（4）：1347-1353.
8．PHOKU J Z，BARNARD T G，POTGIETER N，et al. Fungal dissemination by housefly（Musca domestica L.）and contamination of food commodities in rural areas of South Africa. Int J Food Microbiol，2016，217：177-181.
9．COPE J R，PROSSER A，NOWICKI S，et al. Preventing community-wide transmission of Cryptosporidium：a proactive public health response to a swimming pool-associated outbreak-Auglaize County，Ohio，USA. Epidemiol Infect，2015，143（16）：3459-3467.

彩　　图

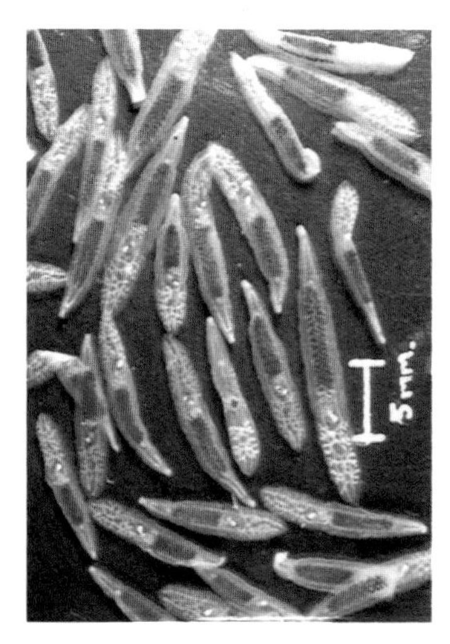

华支睾吸虫成虫

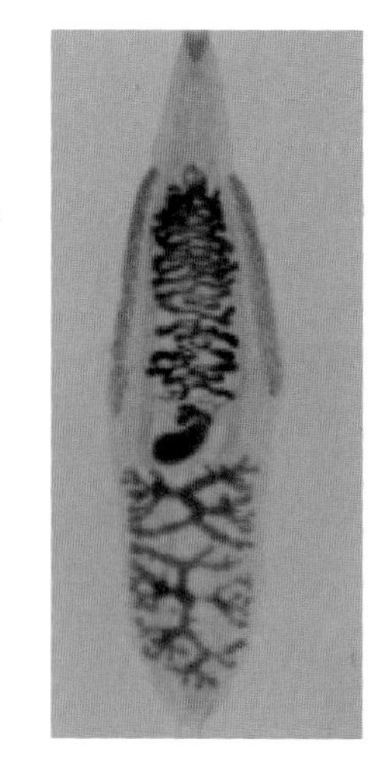

华支睾吸虫成虫

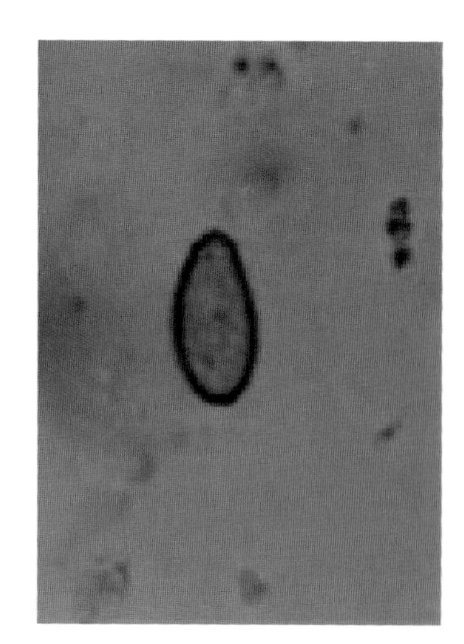

华支睾吸虫卵

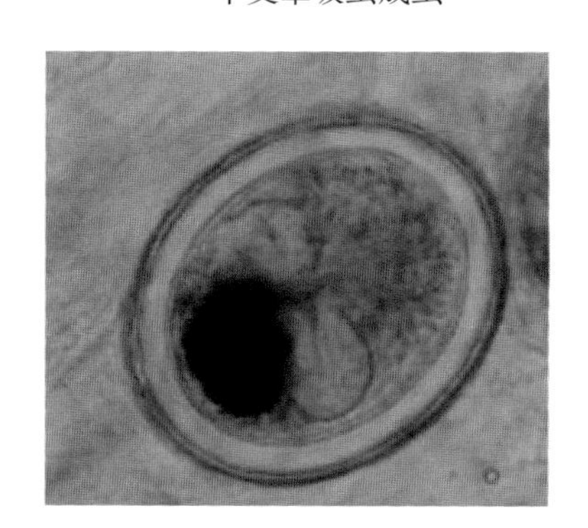

华支睾吸虫囊蚴

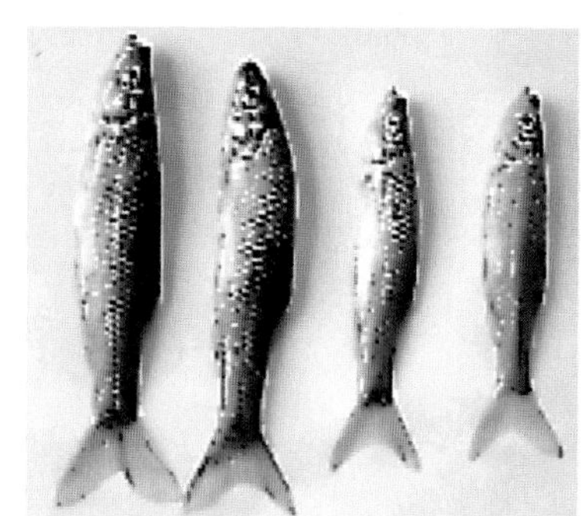

麦穗鱼

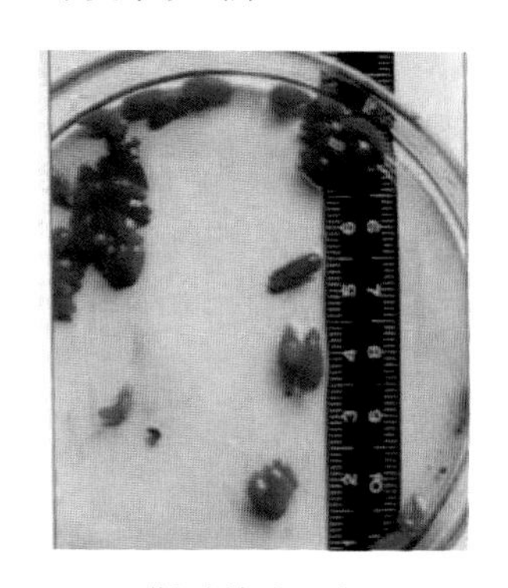

斯氏并殖吸虫

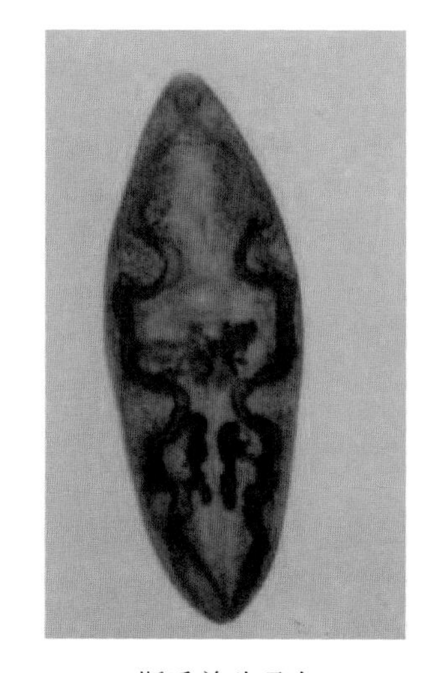

斯氏并殖吸虫

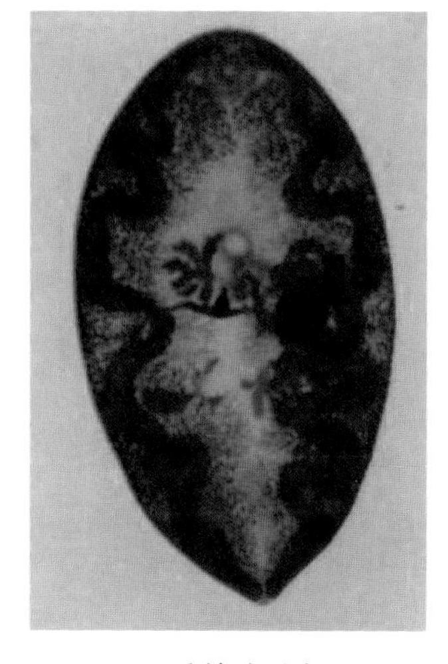

卫氏并殖吸虫

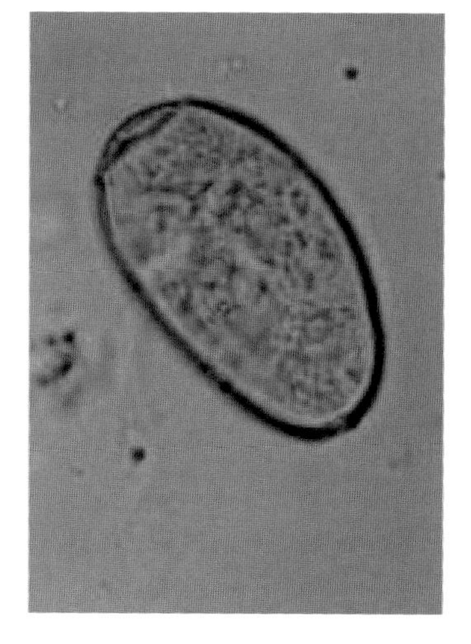

卫氏并殖吸虫卵

彩图Ⅰ　主要吸虫各期的形态

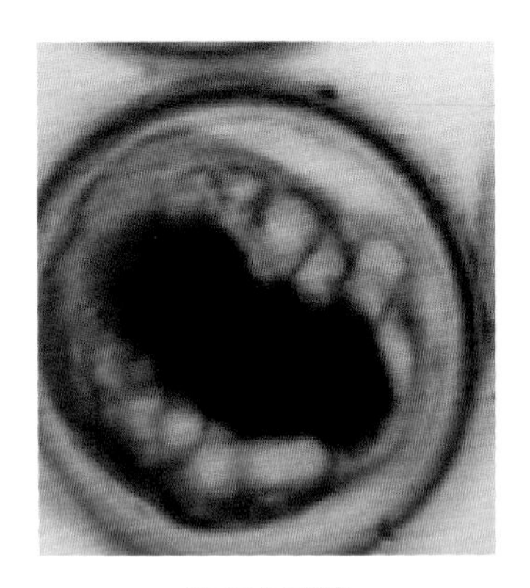

肺吸虫囊蚴

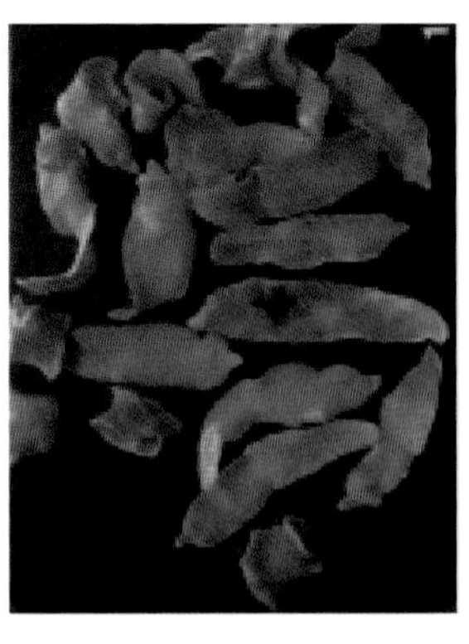

布氏姜片吸虫成虫

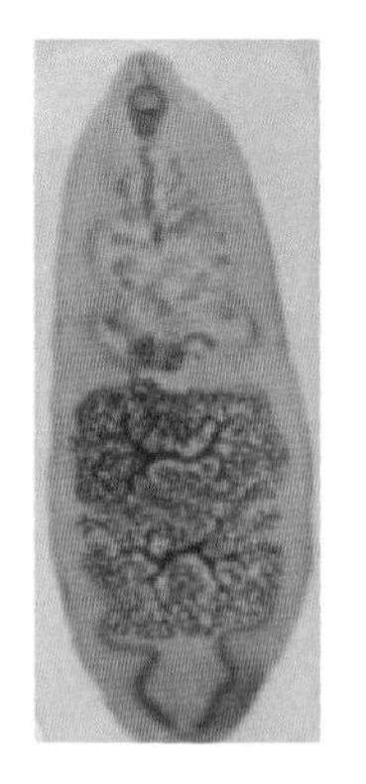

布氏姜片吸虫成虫

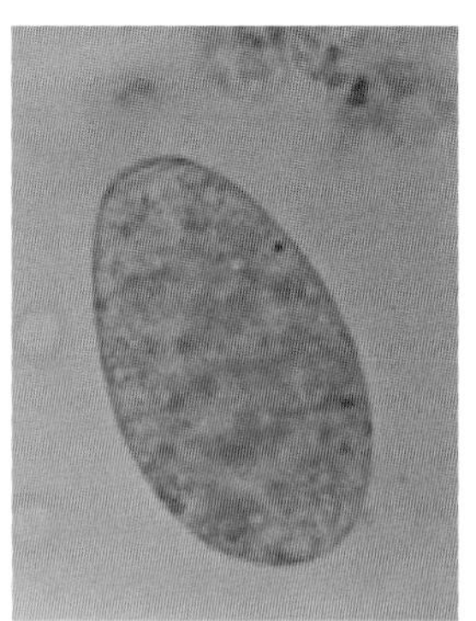

布氏姜片吸虫卵

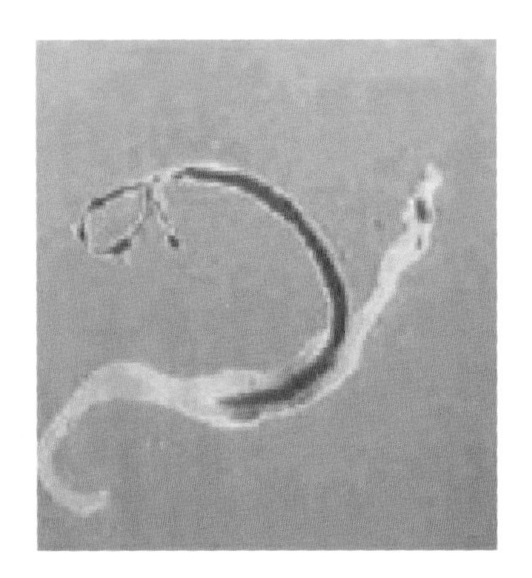

日本血吸虫

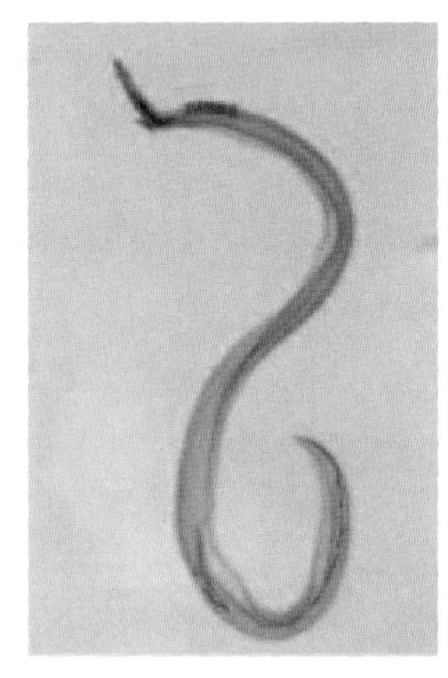

日本血吸虫雄虫

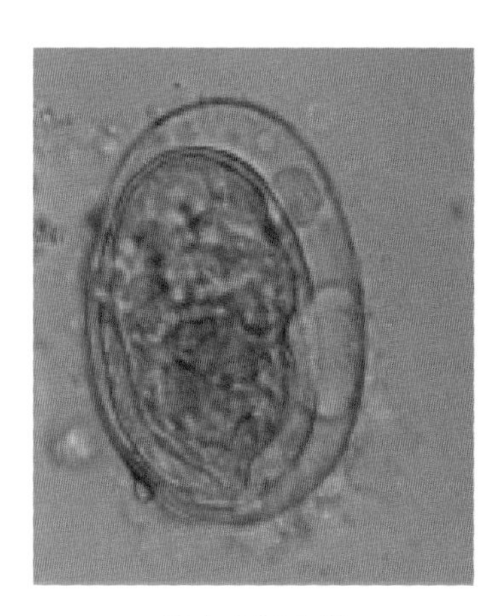

日本血吸虫卵

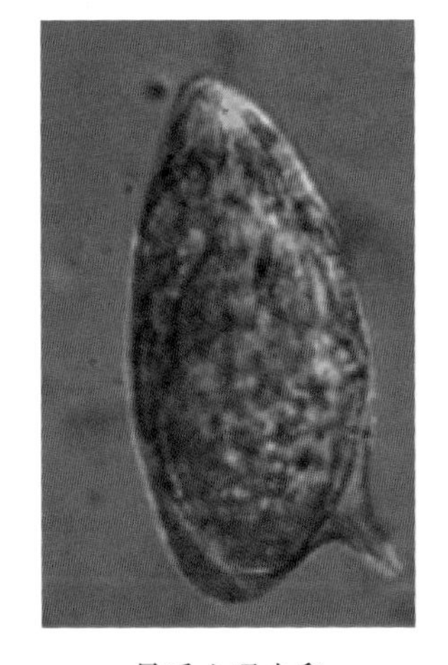

曼氏血吸虫卵

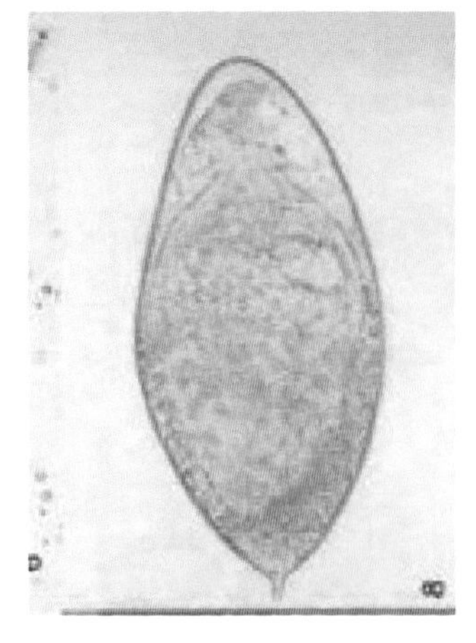

埃及血吸虫卵

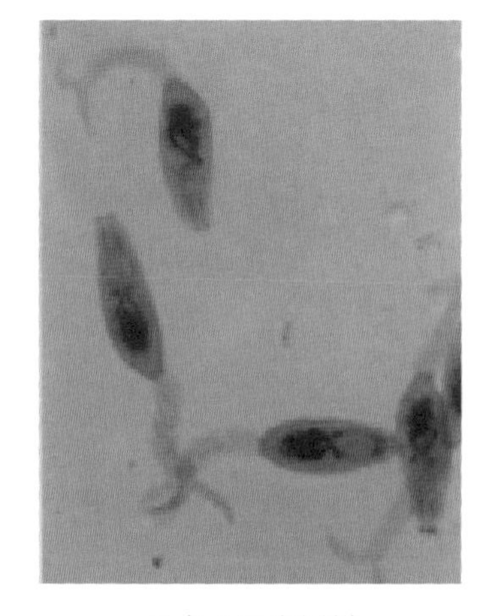

日本血吸虫尾蚴

彩图Ⅰ（续） 主要吸虫各期的形态

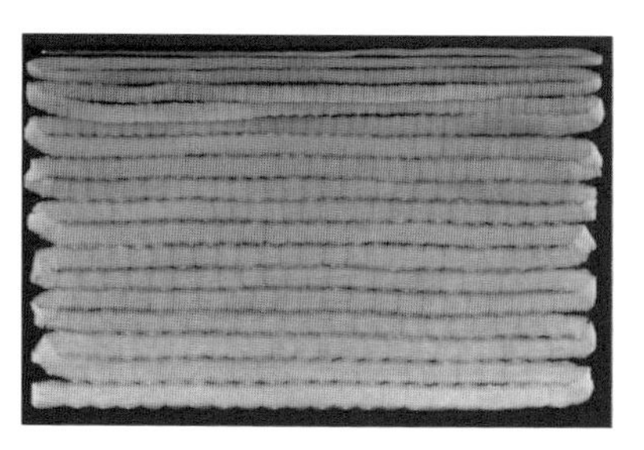
牛带绦虫成虫

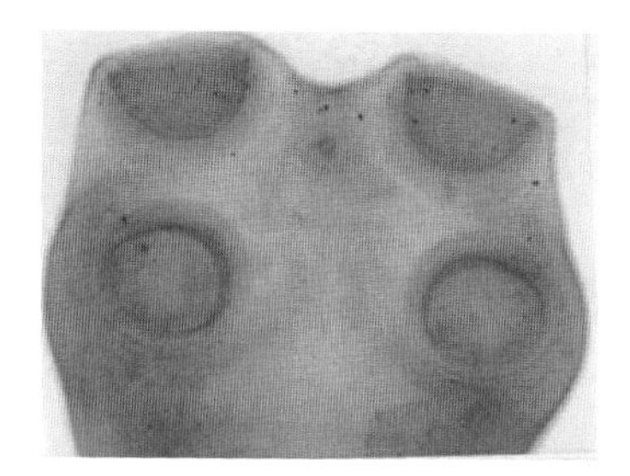
牛带绦虫头节

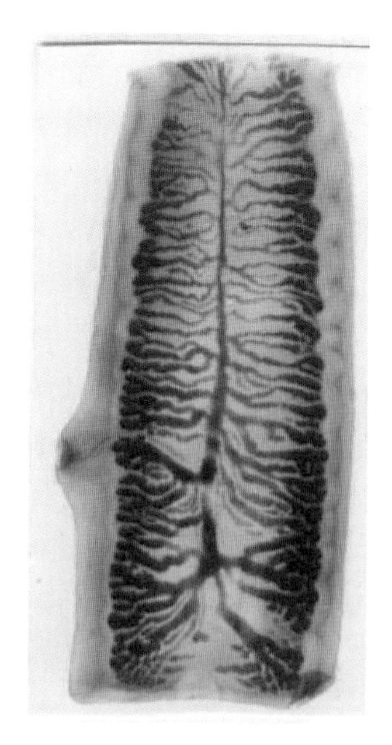
牛带绦虫孕节

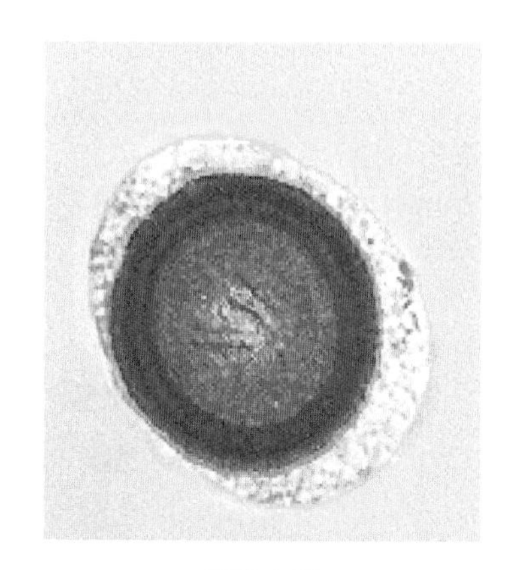
带绦虫卵

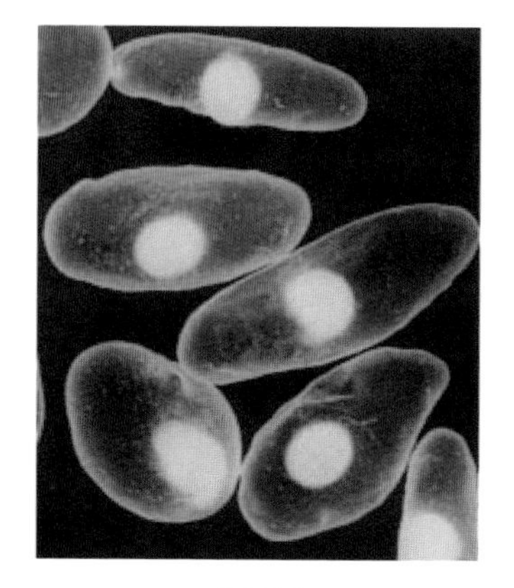
囊尾蚴

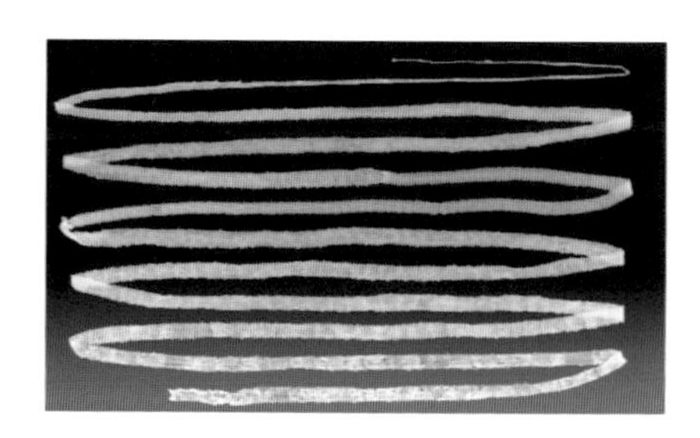
猪带绦虫成虫

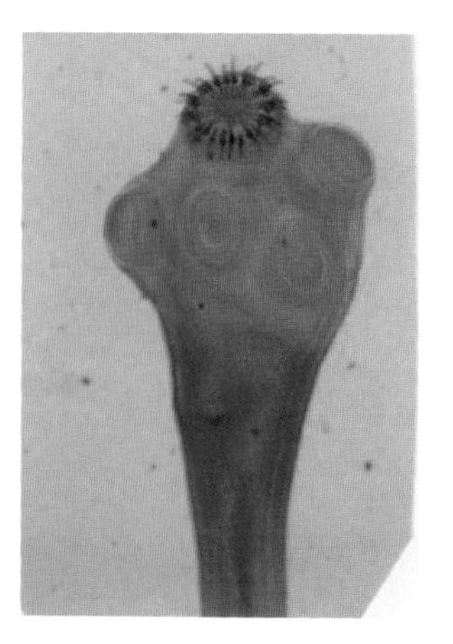
猪带绦虫头节

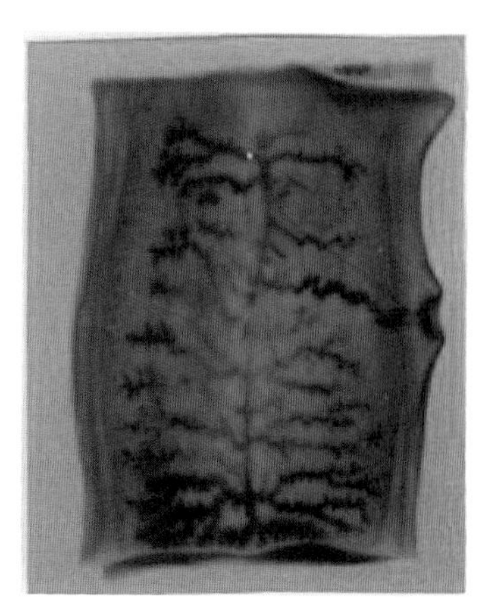
猪带绦虫孕节

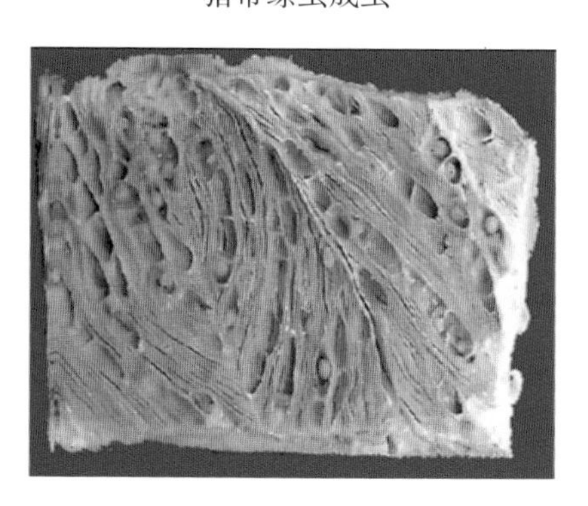
米猪肉

彩图Ⅱ　主要绦虫各期的形态

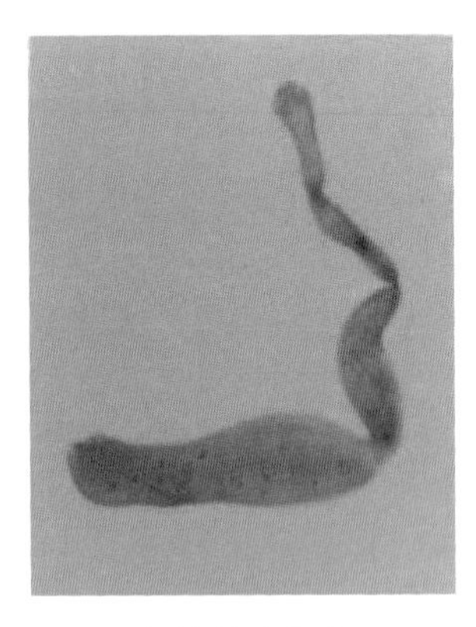
细粒棘球绦虫

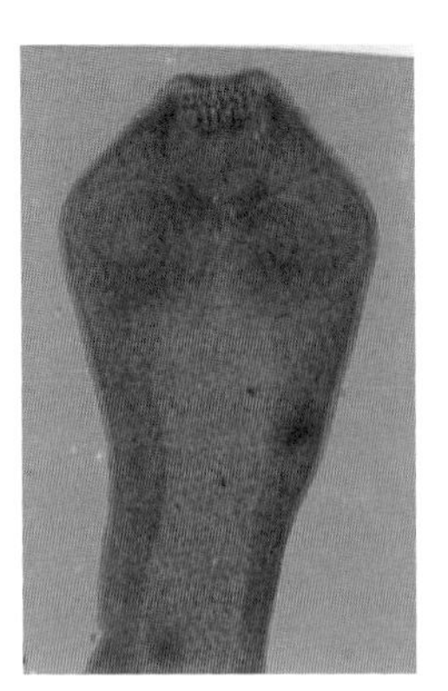
细粒棘球绦虫头节

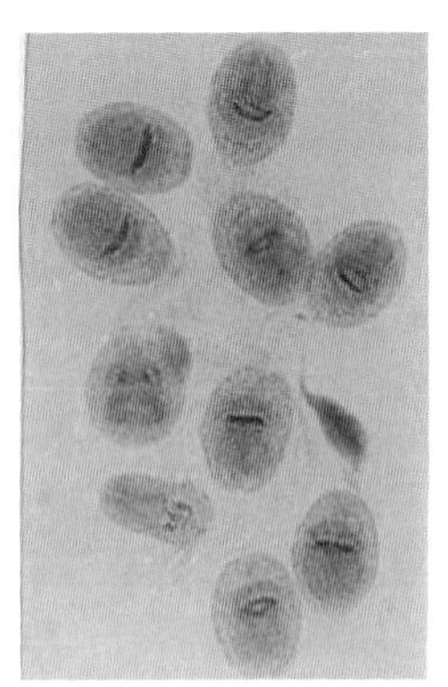
细粒棘球绦虫原头蚴

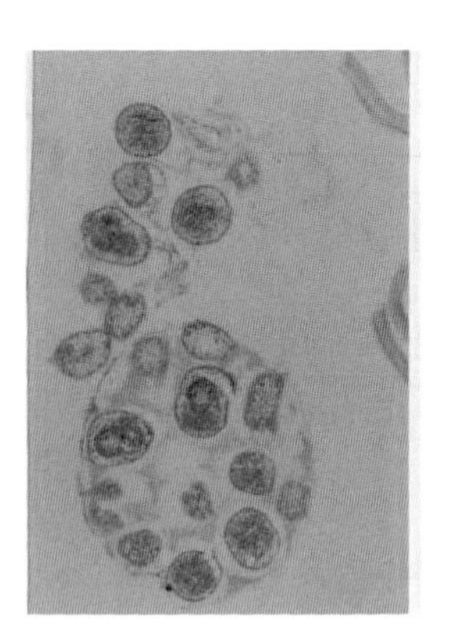
棘球蚴切片

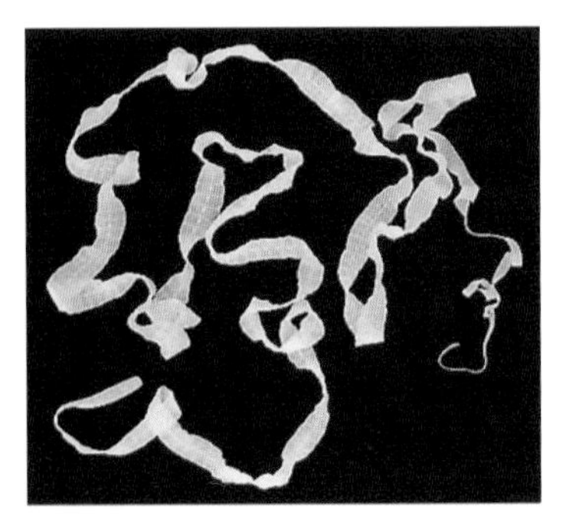
曼氏迭宫绦虫成虫

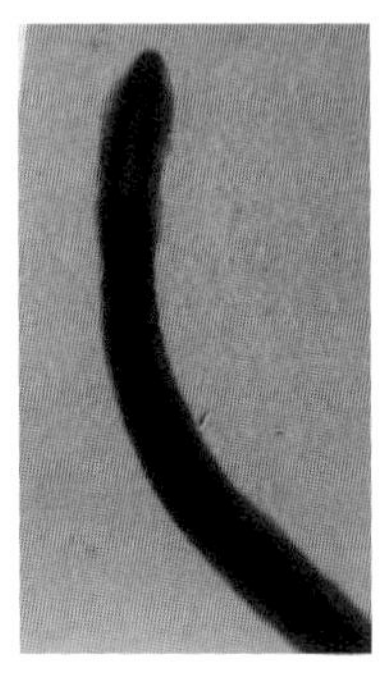
曼氏迭宫绦虫头节

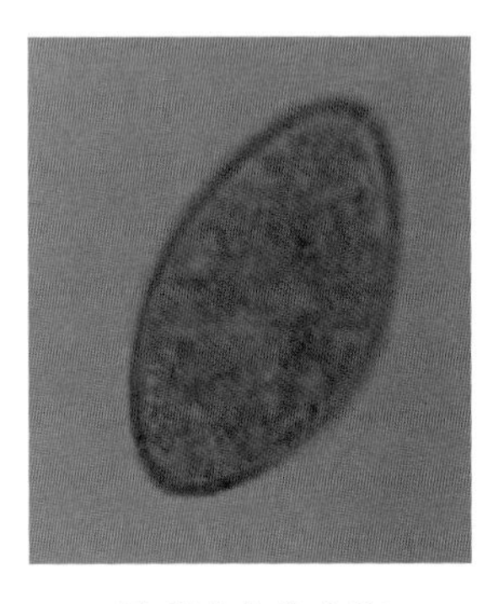
曼氏迭宫绦虫卵

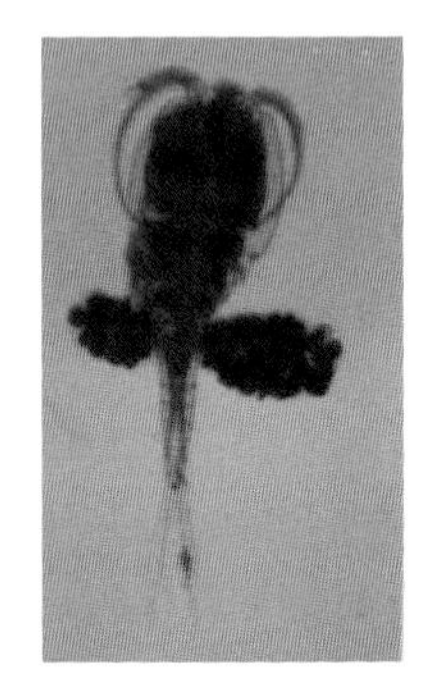
剑水蚤

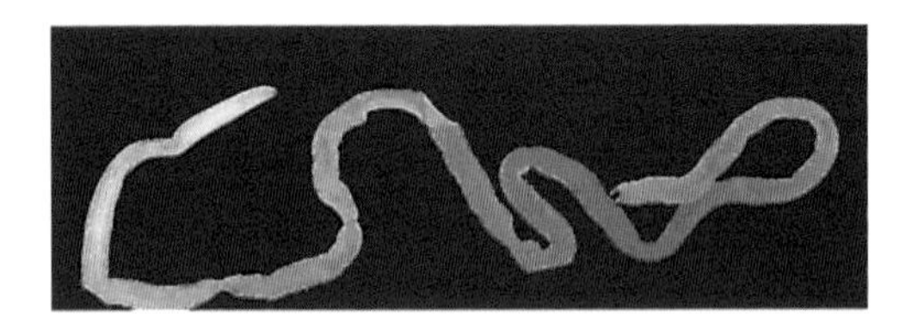
曼氏迭宫绦虫裂头蚴

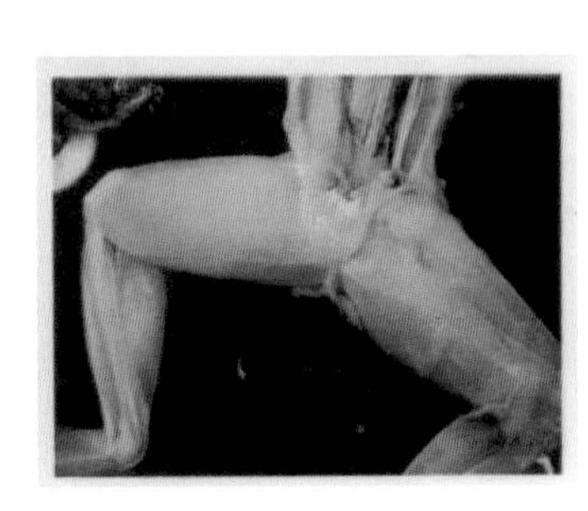
蛙肌肉中的曼氏迭宫绦虫裂头蚴

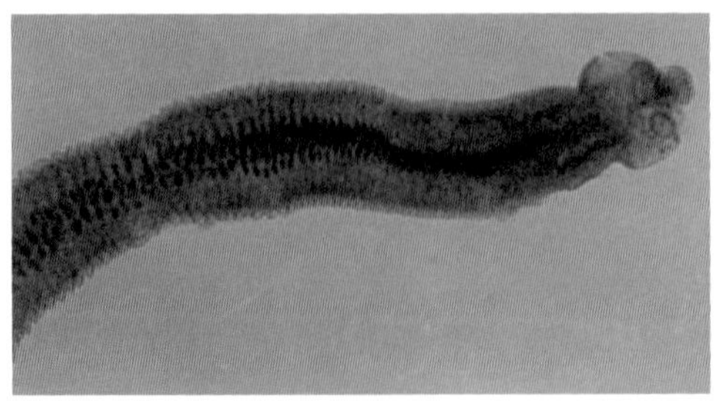
微小膜壳绦虫

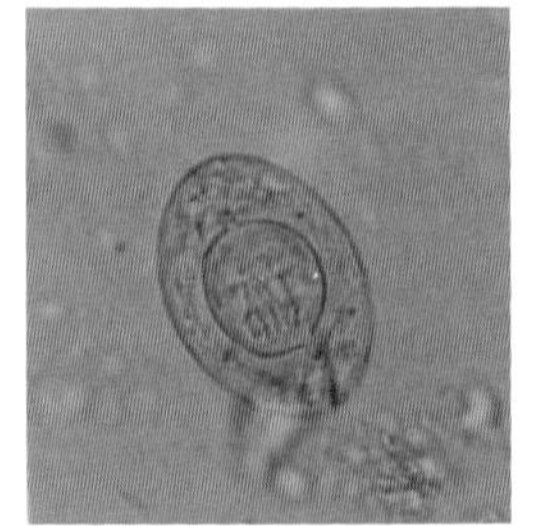
微小膜壳绦虫卵

彩图Ⅱ（续） 主要绦虫各期的形态

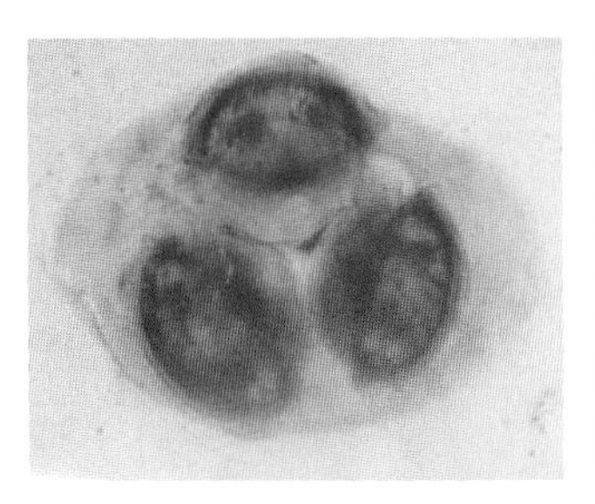

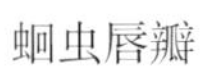

蛔虫唇瓣

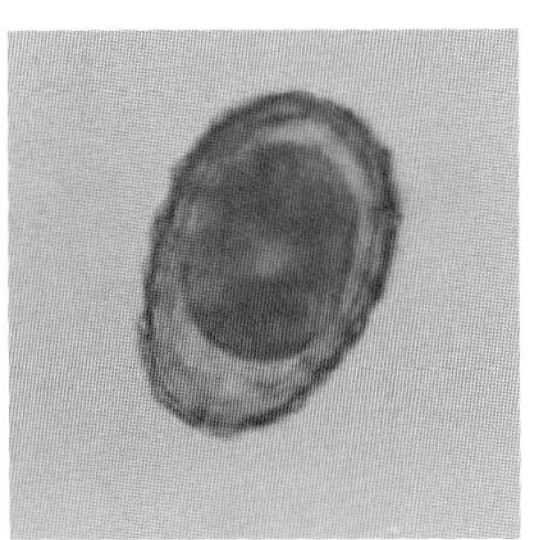

受精蛔虫卵

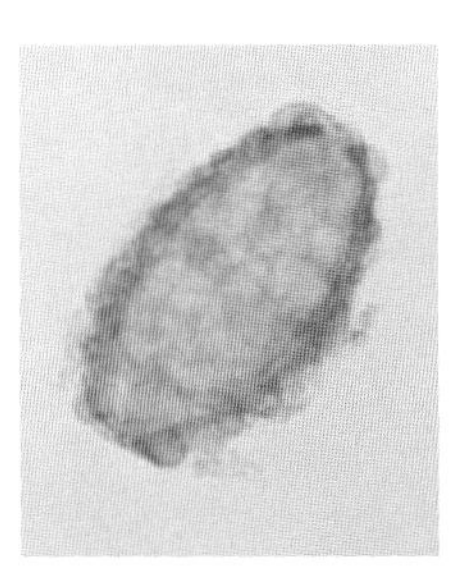

未受精蛔虫卵

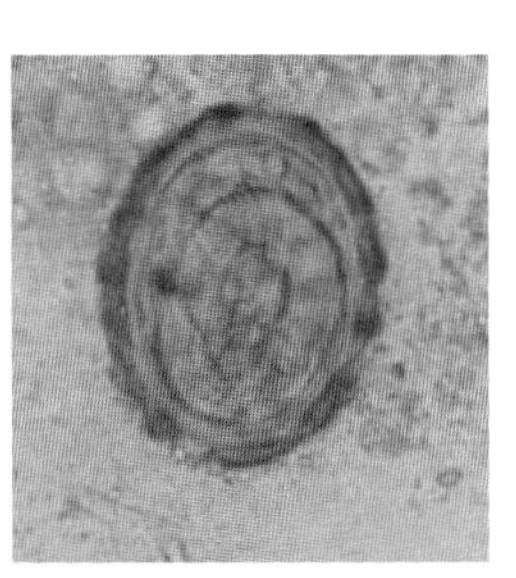

蛔虫感染期卵

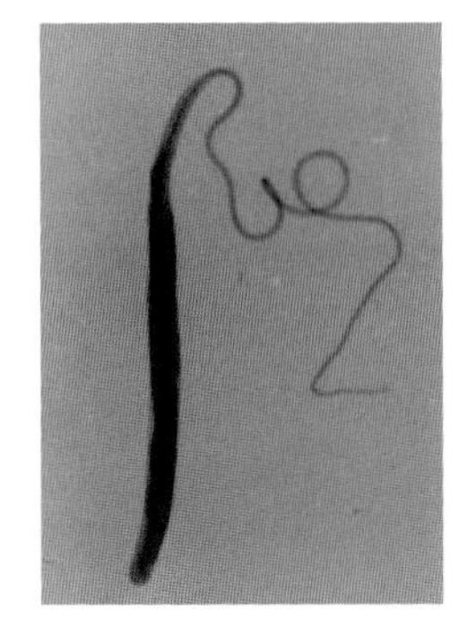

鞭虫雌虫

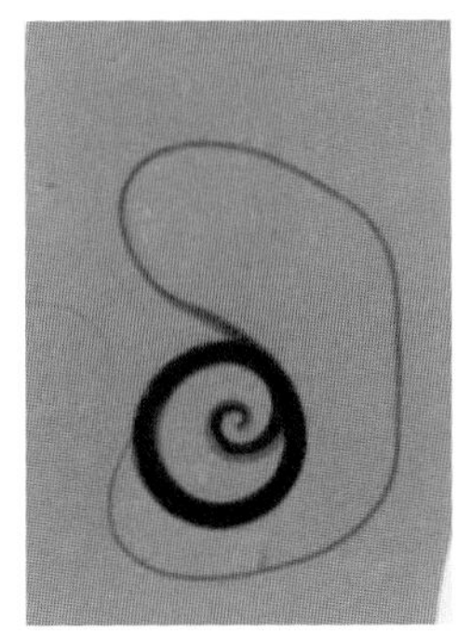

鞭虫雄虫

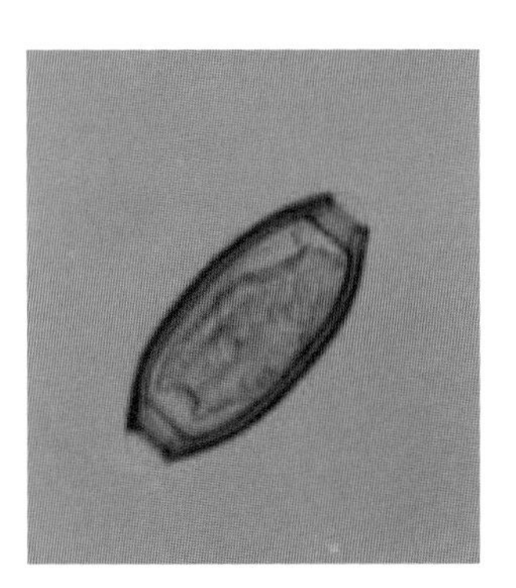

鞭虫卵

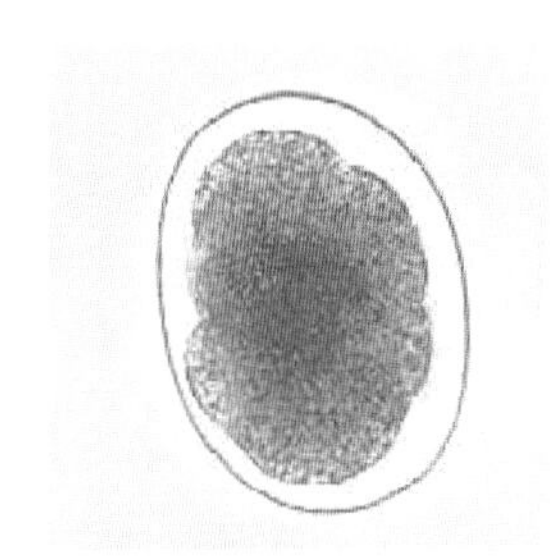

钩虫卵

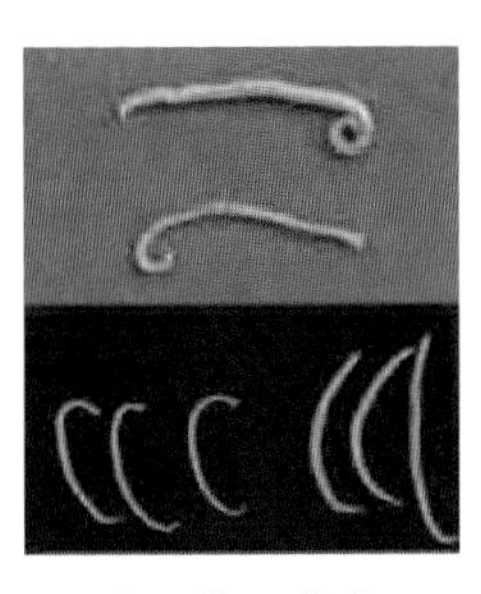

十二指肠钩虫

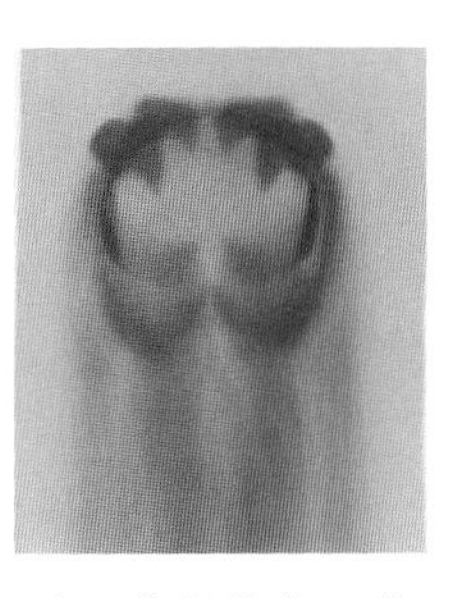

十二指肠钩虫口囊

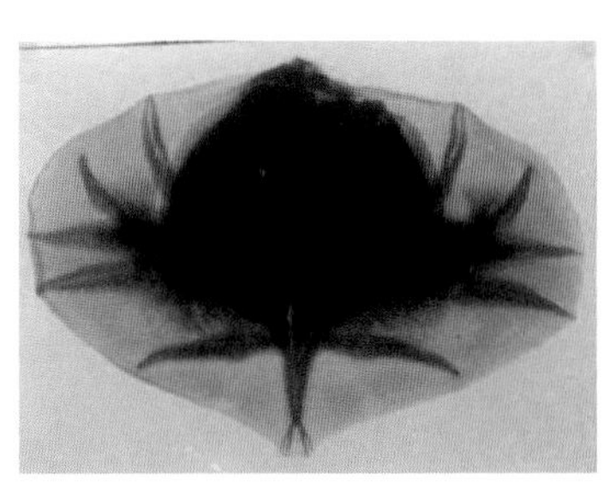

十二指肠钩虫交合伞

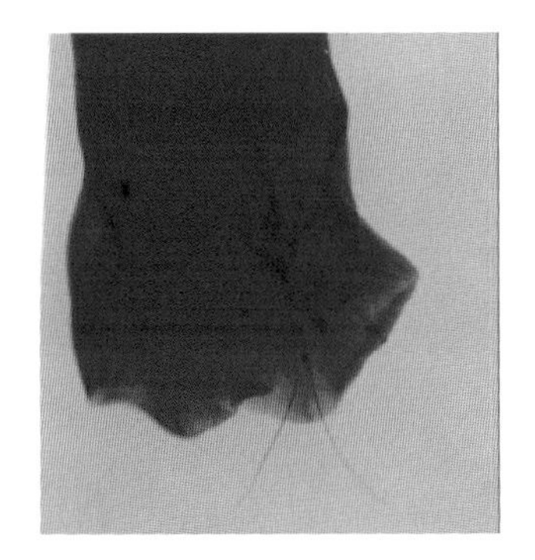

十二指肠钩虫交合刺

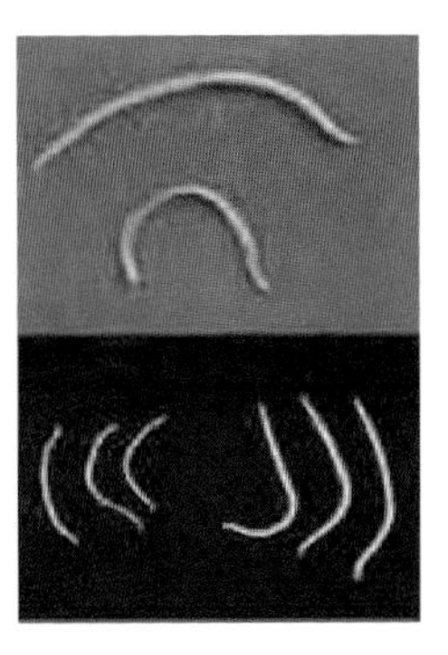

美洲钩虫

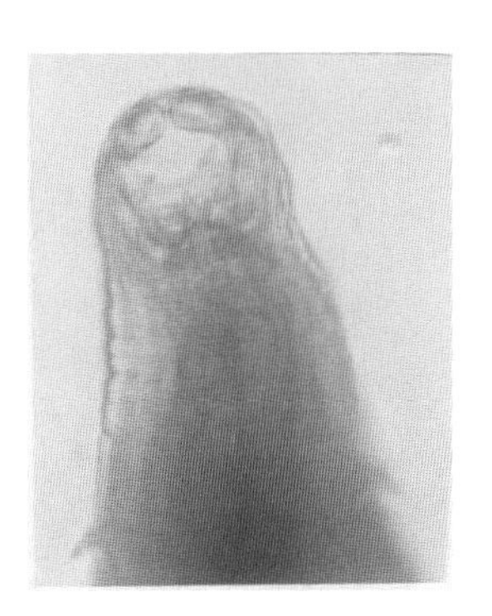

美洲钩虫口囊

彩图Ⅲ　主要肠道线虫各期形态

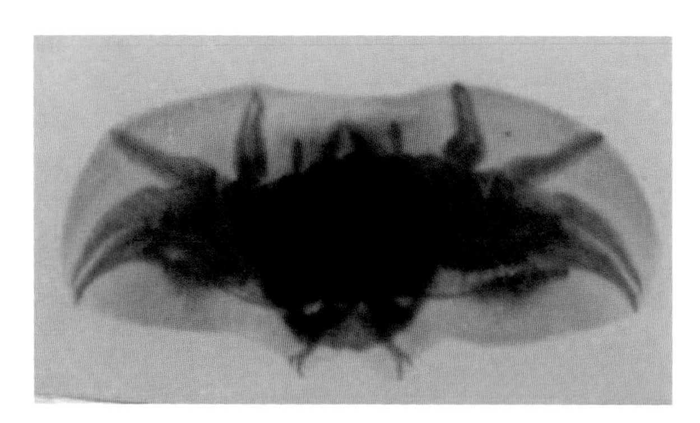

美洲钩虫交合伞

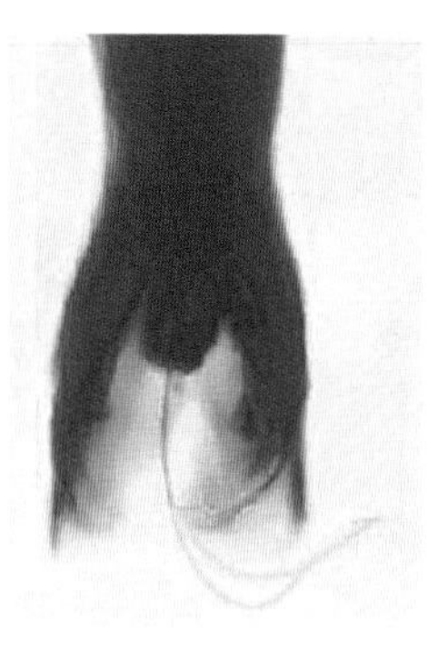

美洲钩虫交合刺

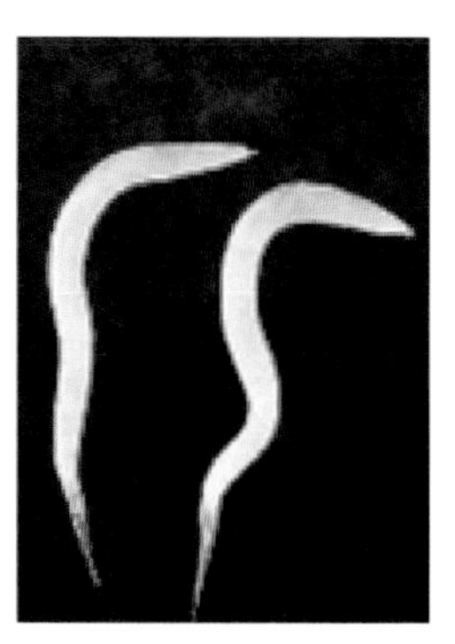

蛲虫雌虫

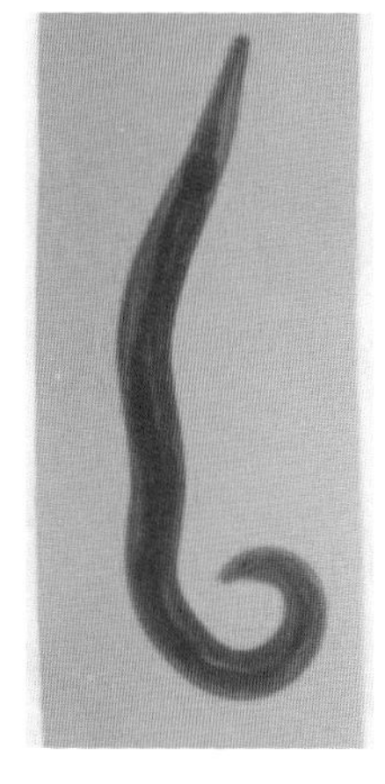

蛲虫雄虫

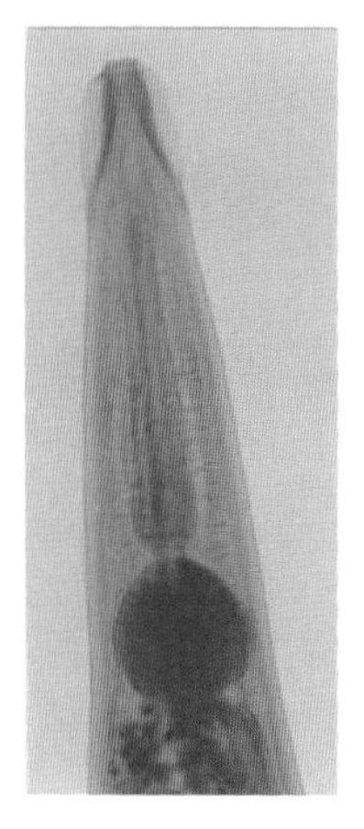

蛲虫咽管球

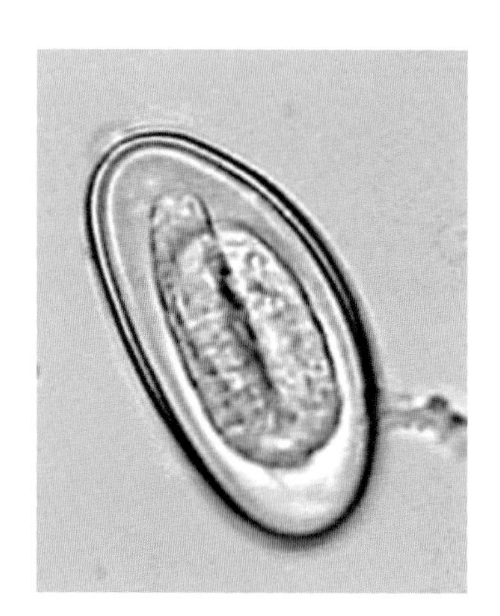

蛲虫卵

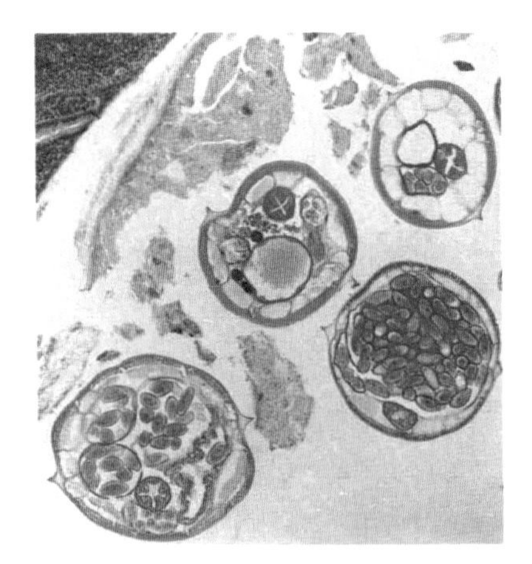

阑尾中蛲虫切片

彩图Ⅲ（续） 主要肠道线虫各期形态

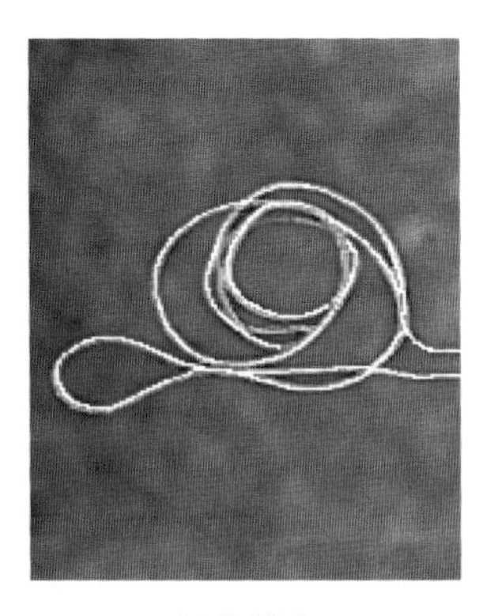

丝虫雌虫

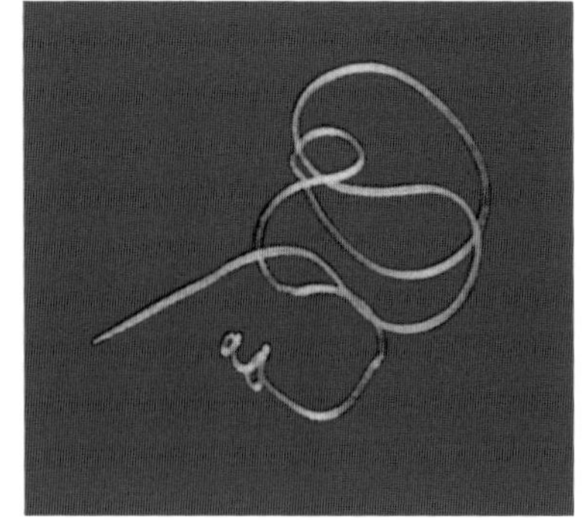

丝虫雄虫

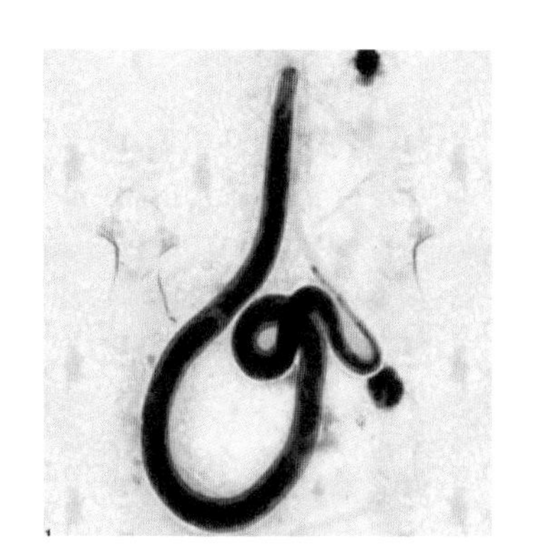

马来微丝蚴

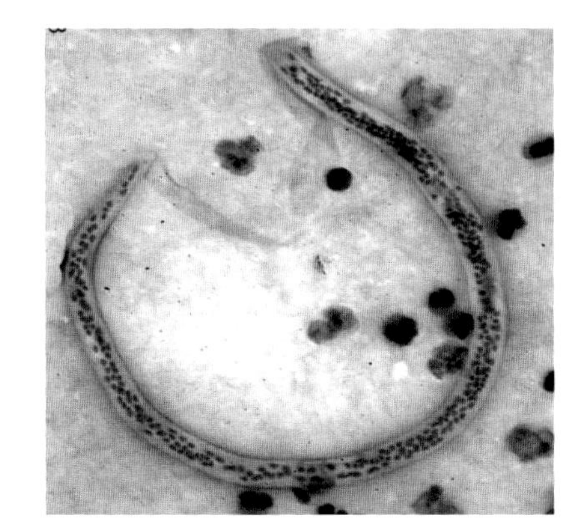

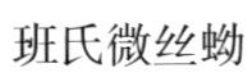

班氏微丝蚴

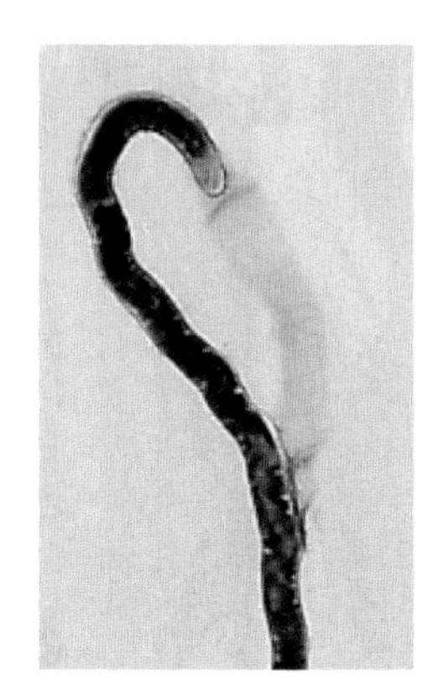

马来微丝蚴头间隙

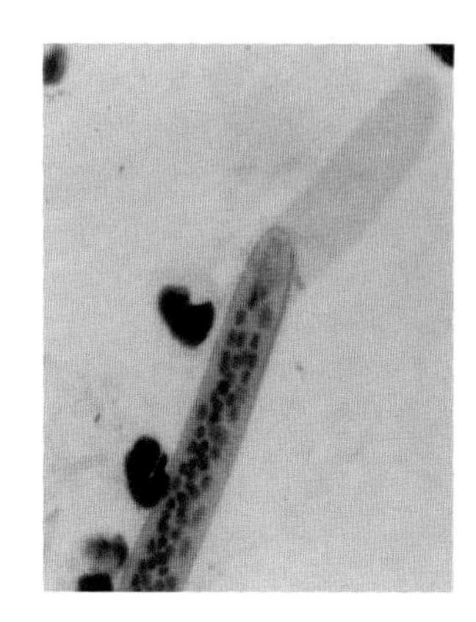

班氏微丝蚴头间隙

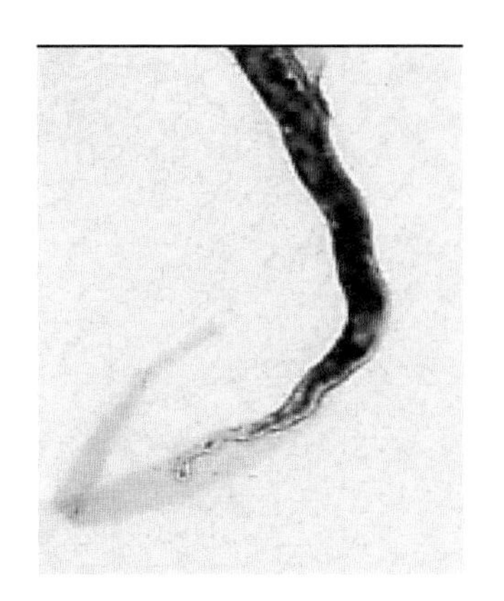

马来微丝蚴尾核

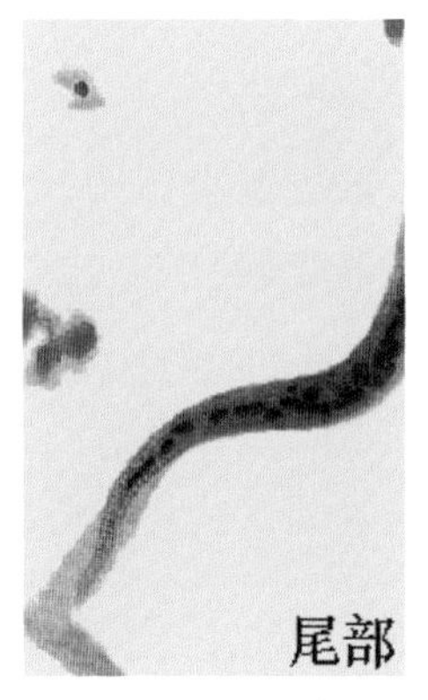

班氏微丝蚴尾部

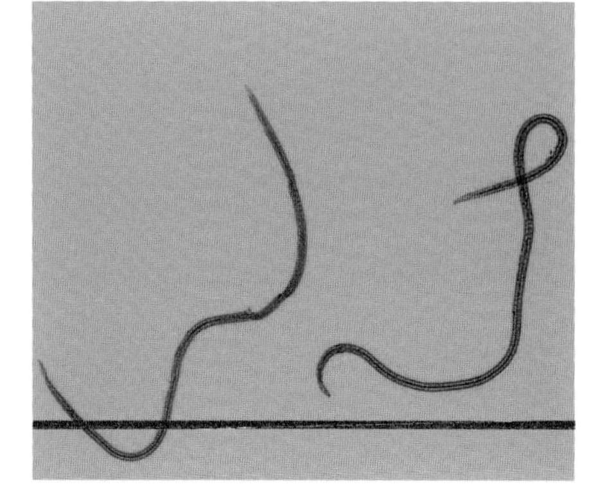

丝状蚴

彩图Ⅳ　主要组织内线虫各期形态

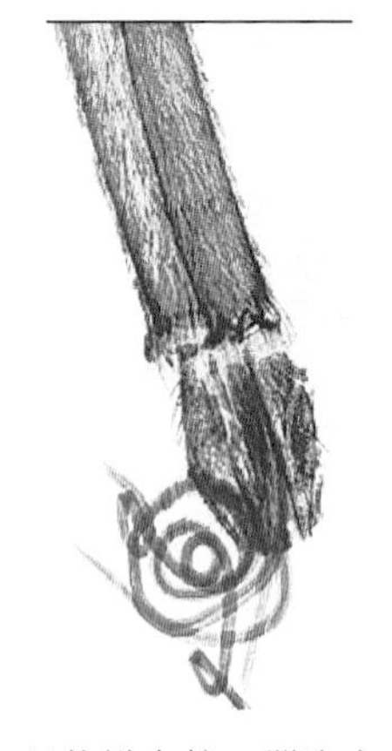

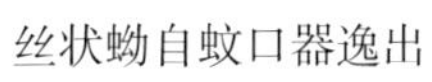

丝状蚴自蚊口器逸出

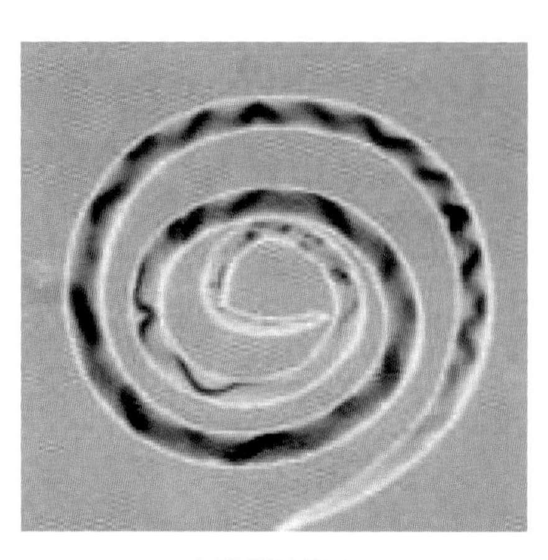

广州管圆线虫

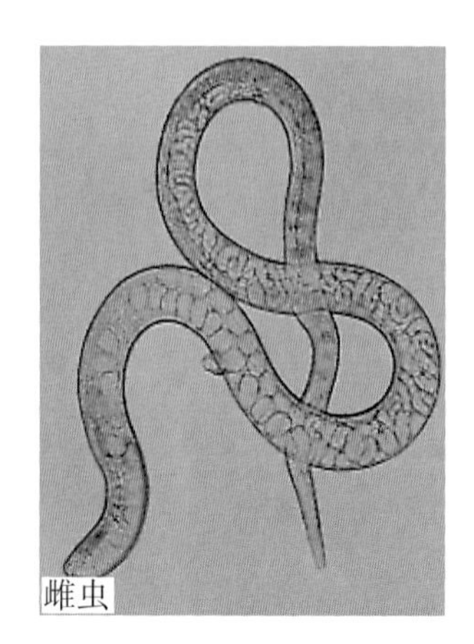

旋毛虫雌虫

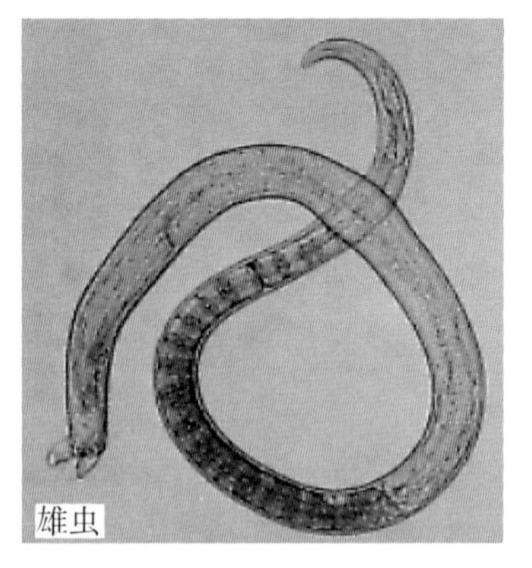

旋毛虫雄虫

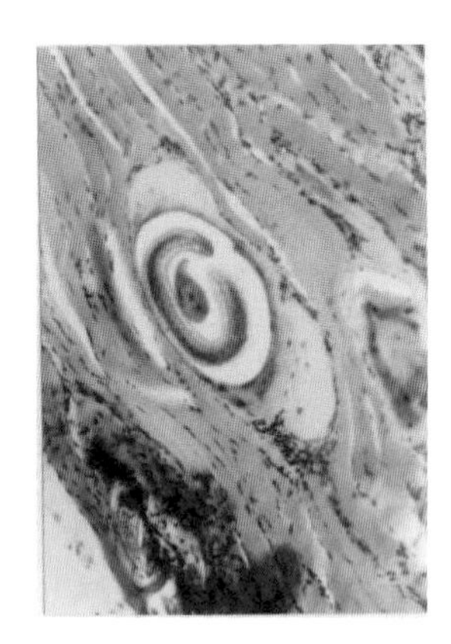

旋毛虫囊包

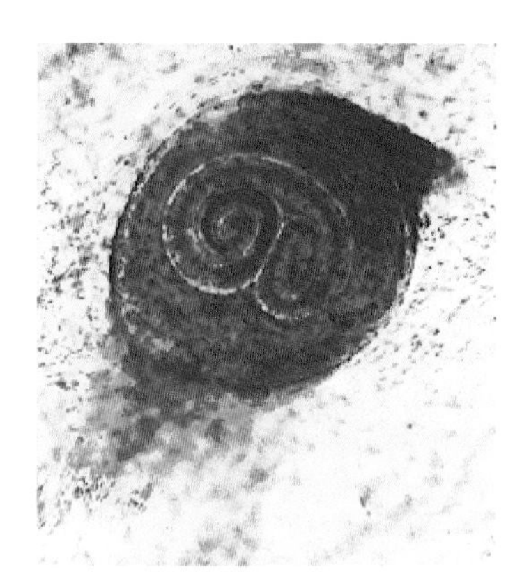

旋毛虫囊包（肌压片）

彩图Ⅳ（续） 主要组织内线虫各期形态

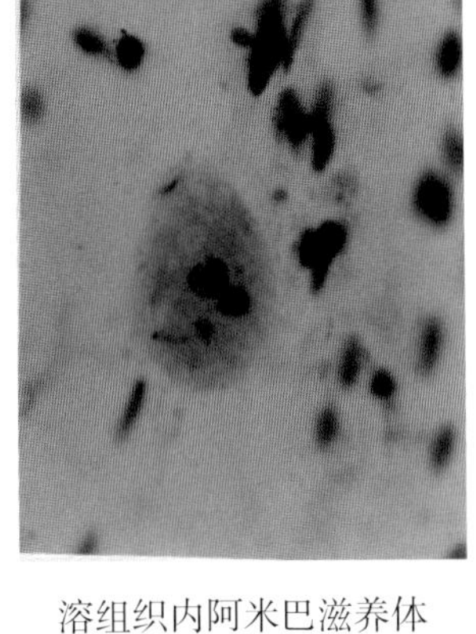

溶组织内阿米巴滋养体

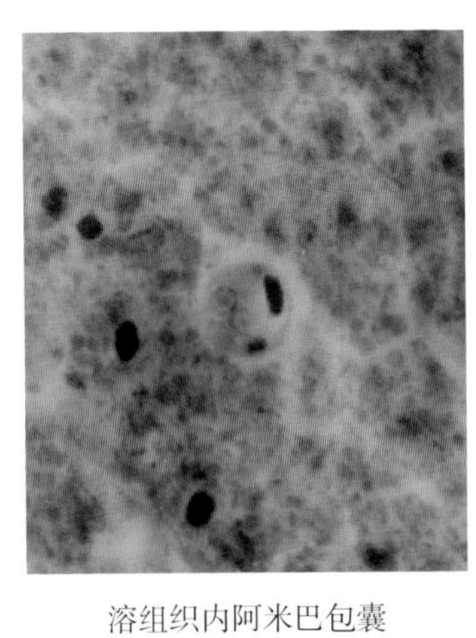

溶组织内阿米巴包囊

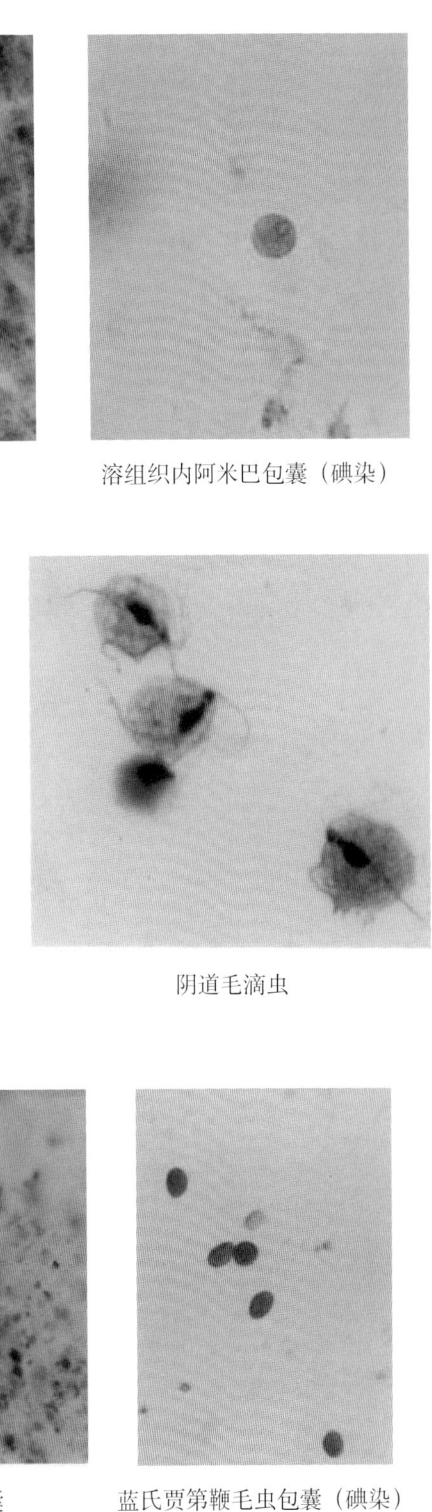

溶组织内阿米巴包囊（碘染）

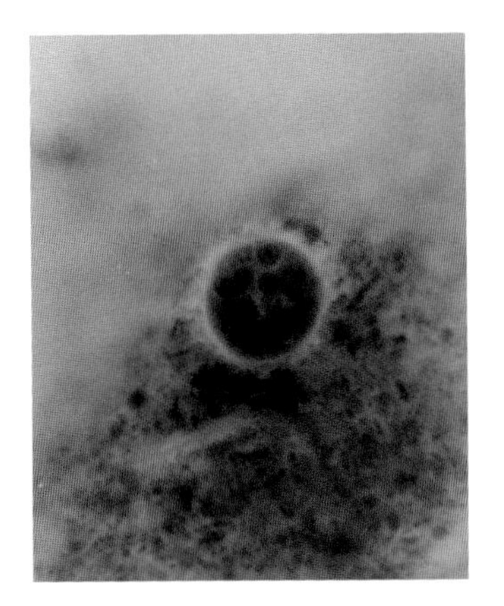

结肠内阿米巴包囊

结肠内阿米巴包囊（碘染）

阴道毛滴虫

蓝氏贾第鞭毛虫滋养体

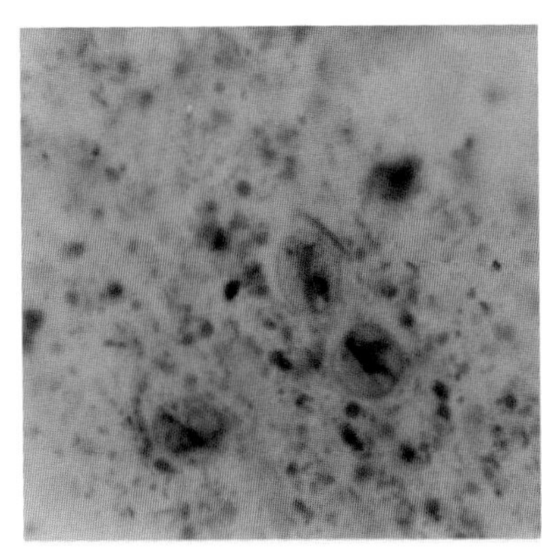

蓝氏贾第鞭毛虫包囊

蓝氏贾第鞭毛虫包囊（碘染）

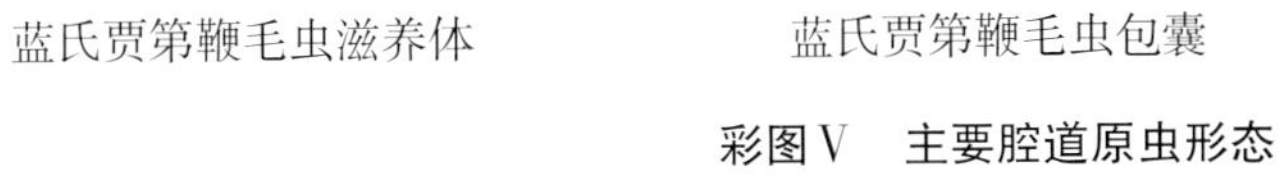

彩图Ⅴ 主要腔道原虫形态

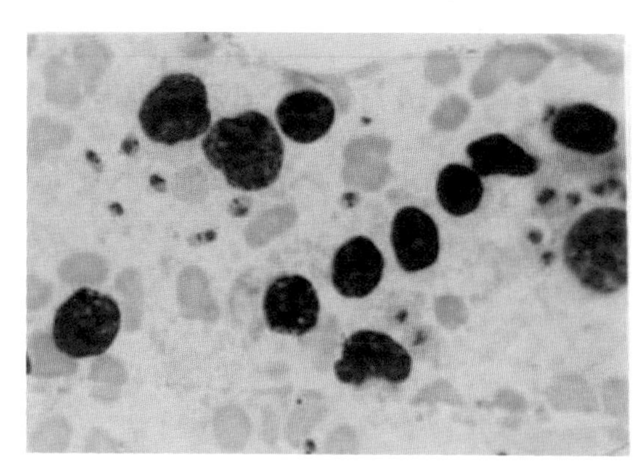

杜氏利什曼原虫无鞭毛体

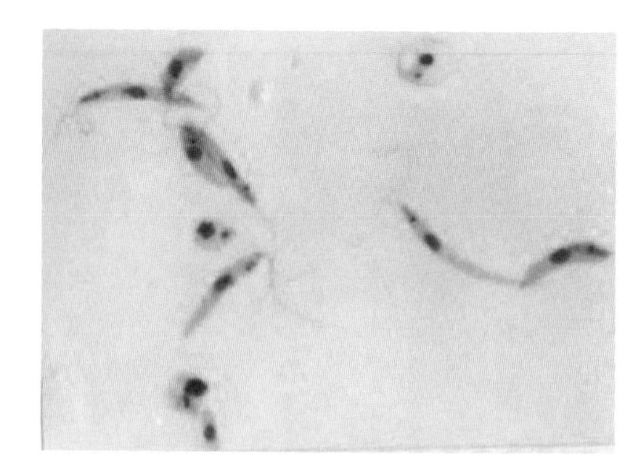

杜氏利什曼原虫前鞭毛体

间日疟原虫环状体

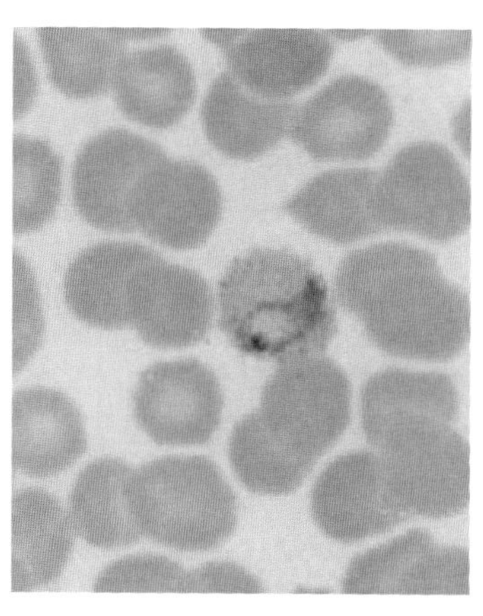

间日疟原虫滋养体

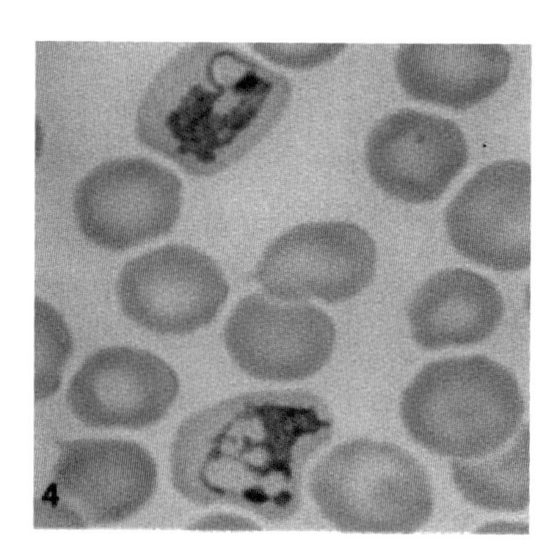

间日疟原虫滋养体

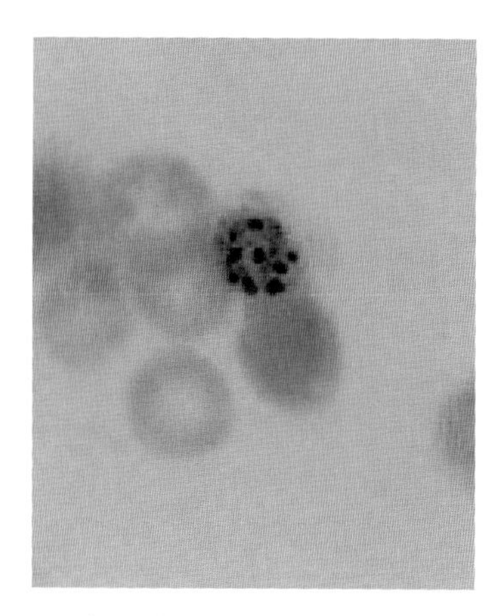

间日疟原虫未成熟裂殖体

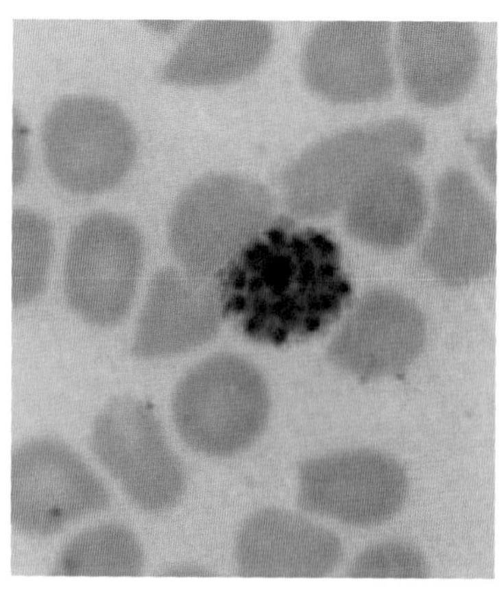

间日疟原虫成熟裂殖体

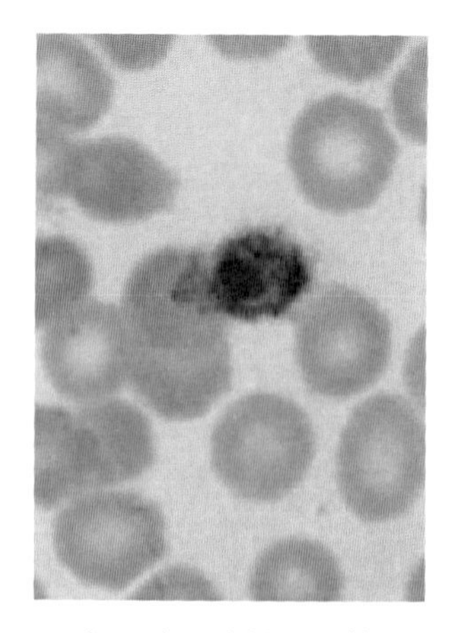

间日疟原虫雄配子体

彩图Ⅵ 主要组织内原虫形态

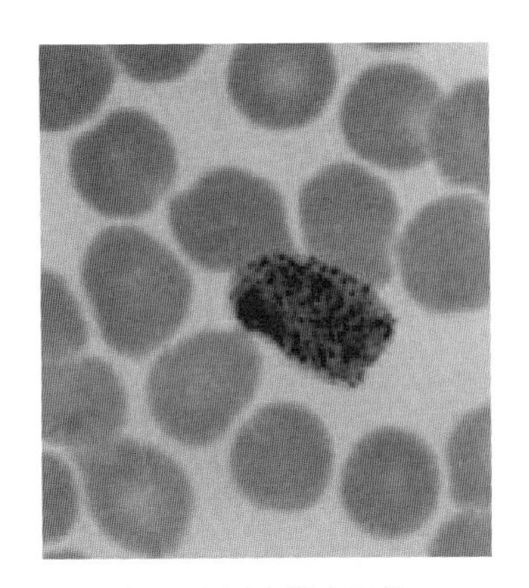

间日疟原虫雌配子体

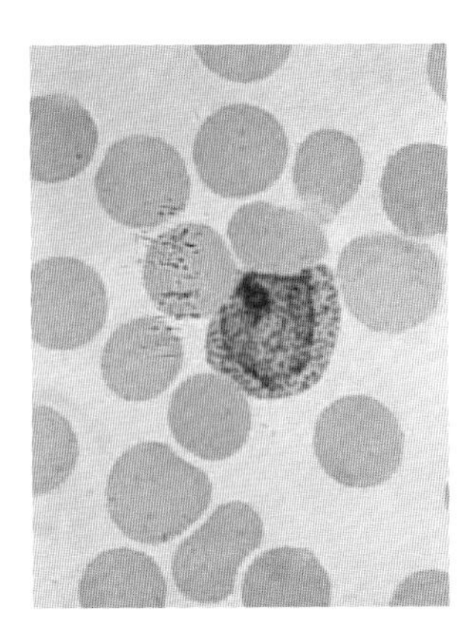

间日疟原虫雌配子体

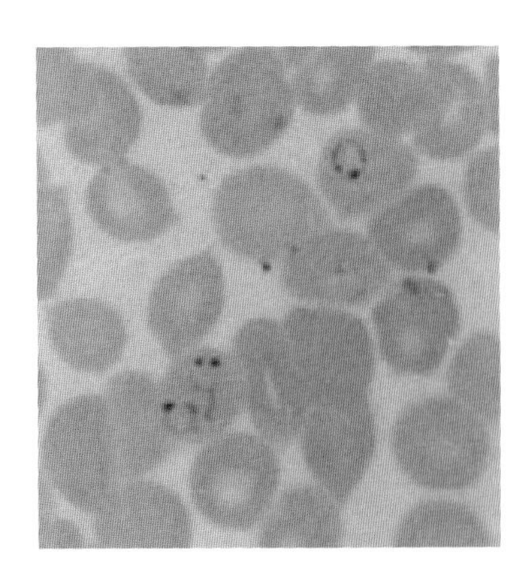

恶性疟原虫环状体

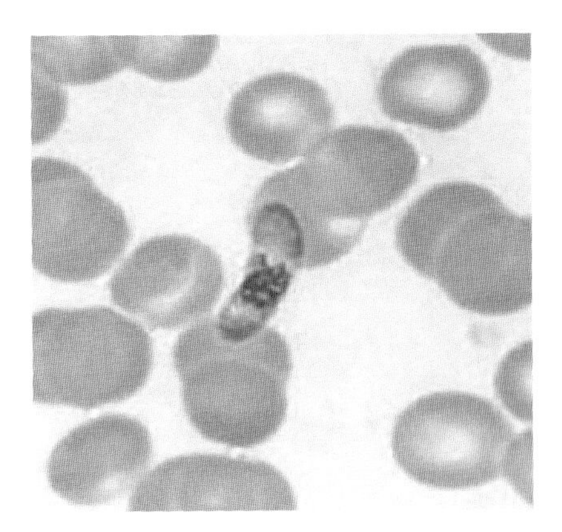

恶性疟原虫雄配子体

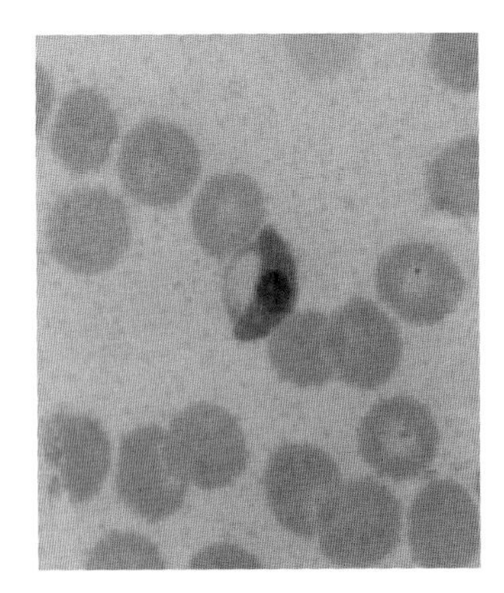

恶性疟原虫雌配子体

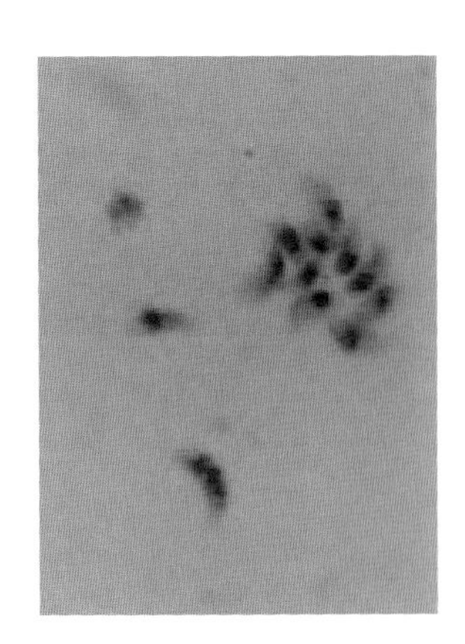

弓形虫滋养体

彩图Ⅵ（续） 主要组织内原虫形态

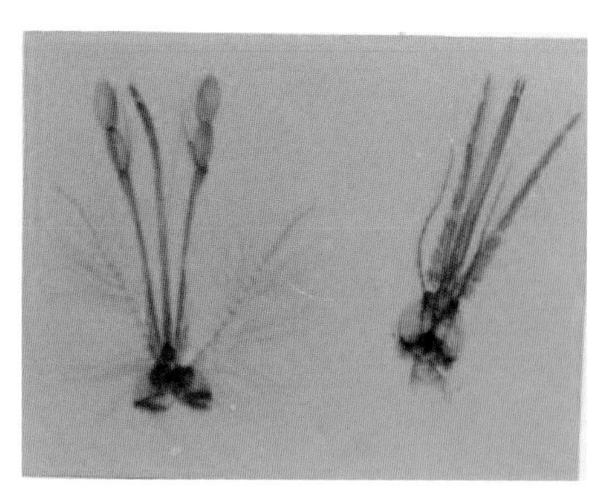

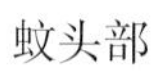

蚊头部

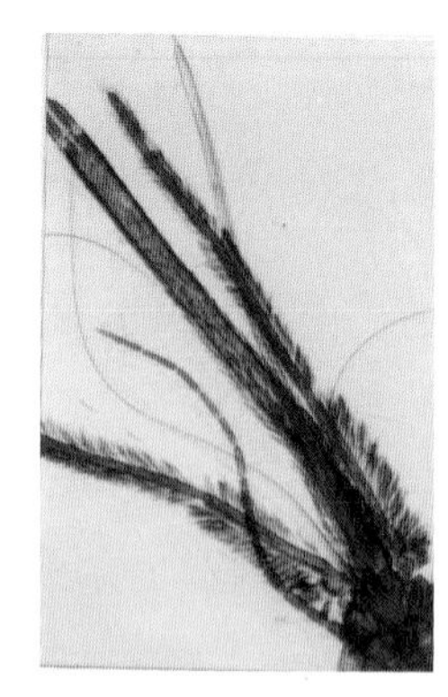

蚊口器（喙）

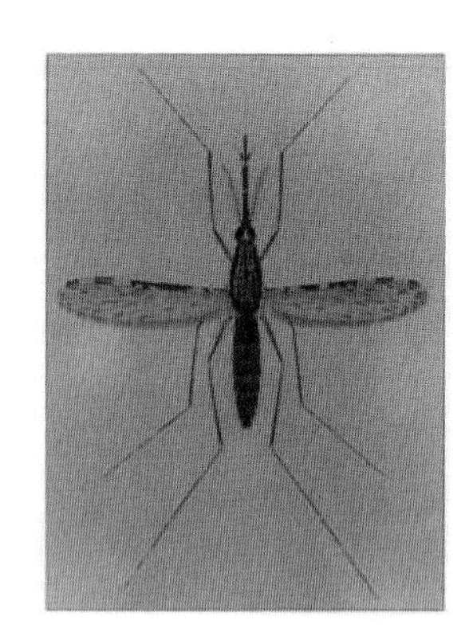

按蚊

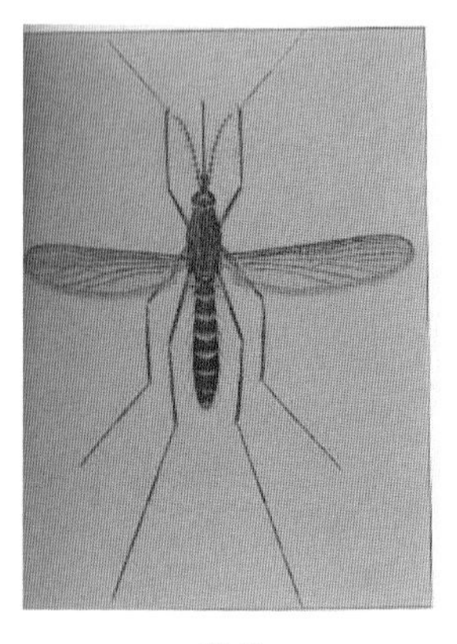

库蚊

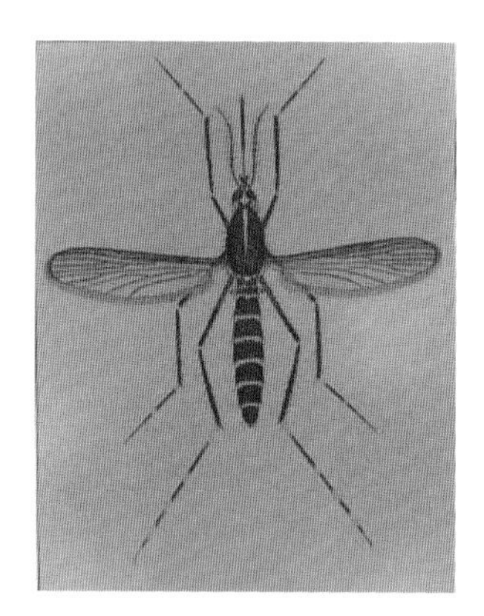

伊蚊

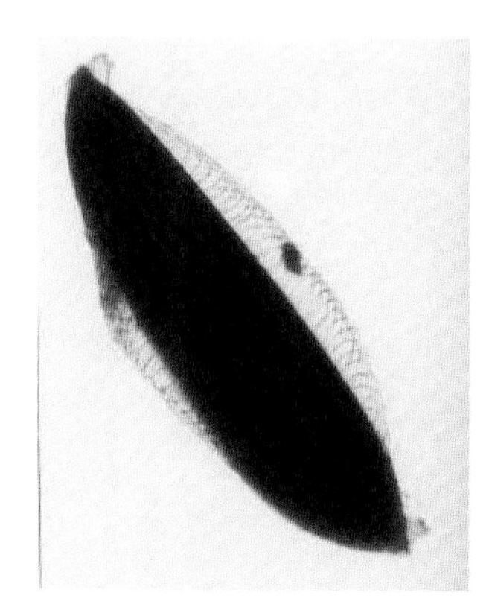

按蚊卵

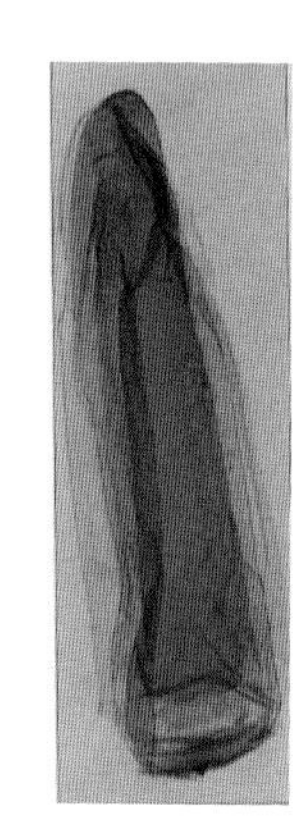

库蚊卵

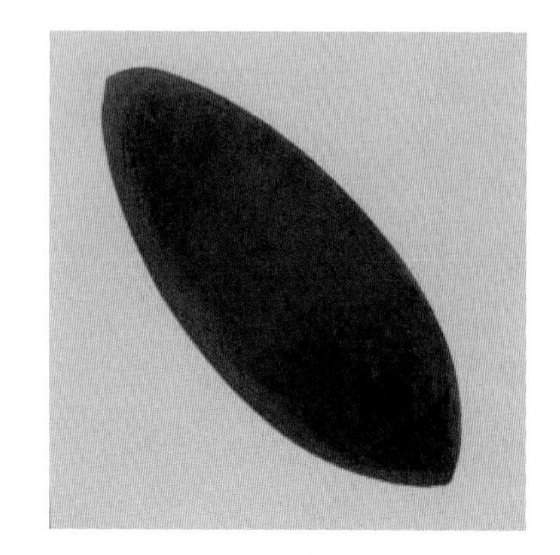

伊蚊卵

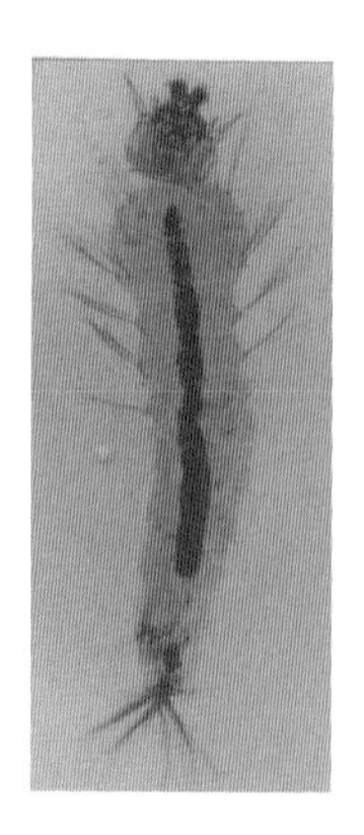

按蚊幼虫

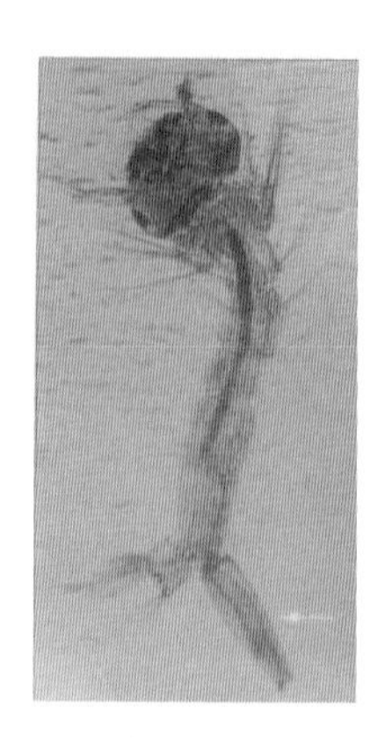

库蚊幼虫

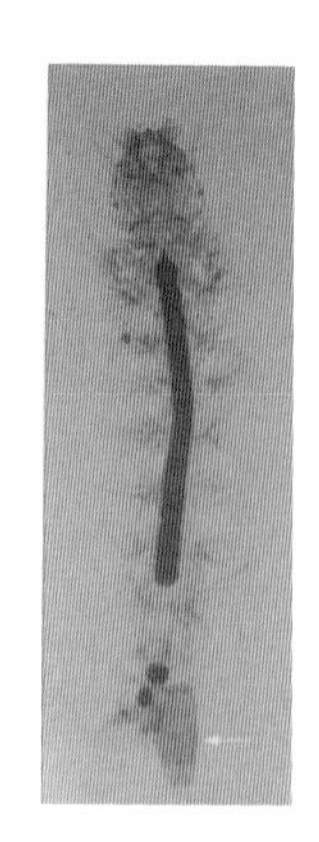

伊蚊幼虫

彩图Ⅶ 重要医学节肢动物形态

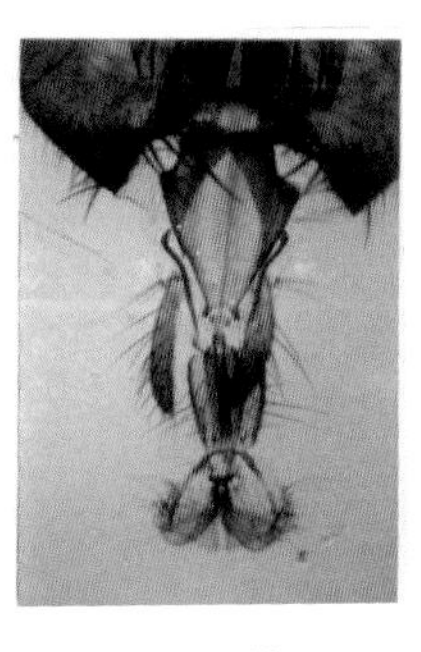
蝇口器

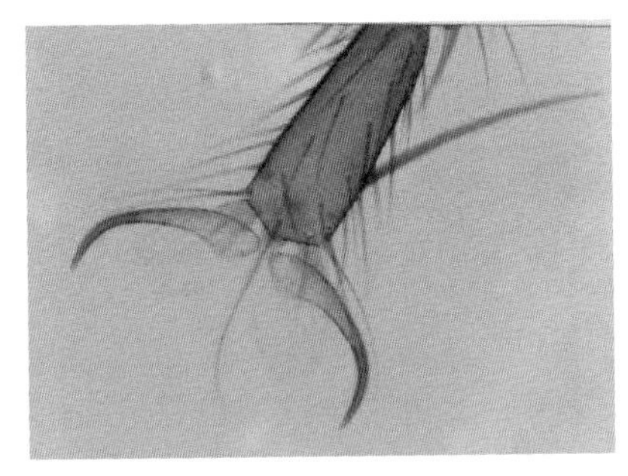
蝇足

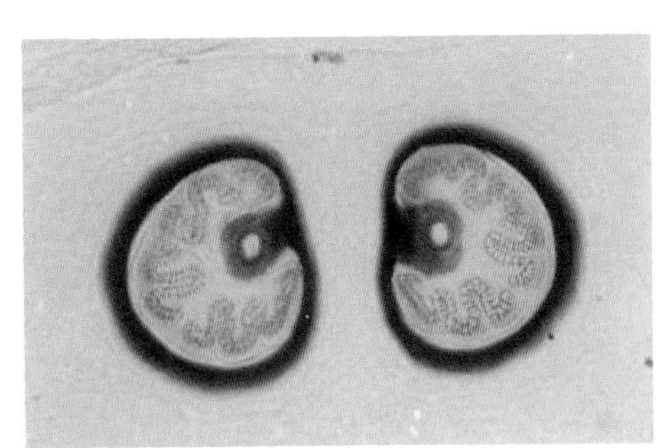
舍蝇幼虫后气门

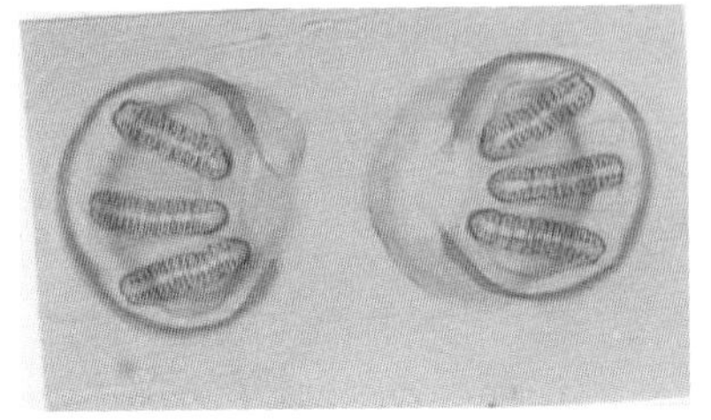
绿蝇幼虫后气门

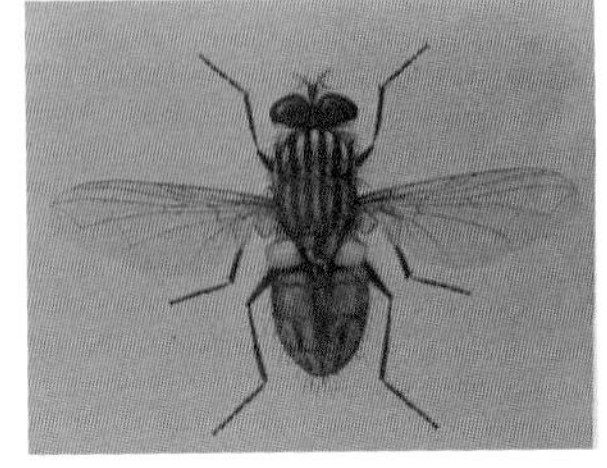
舍蝇

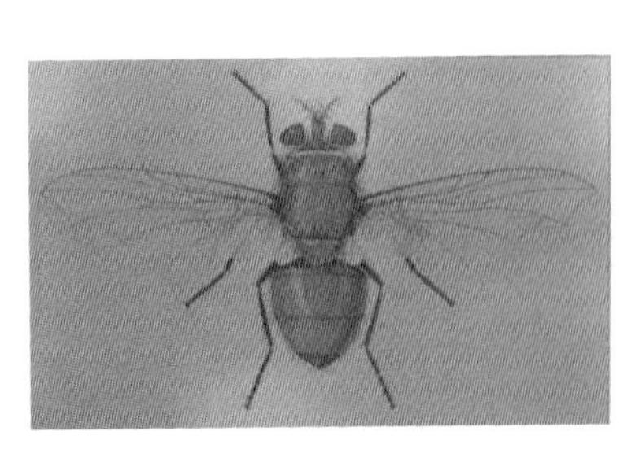
绿蝇

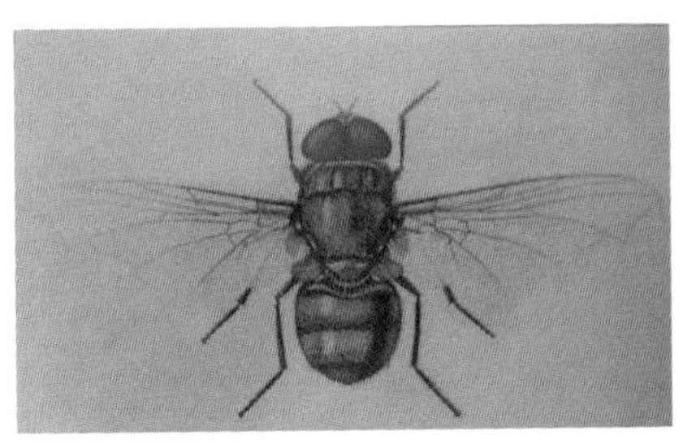
金蝇

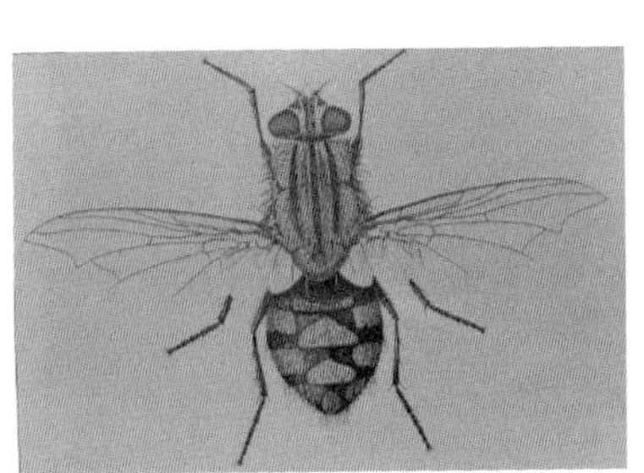
麻蝇

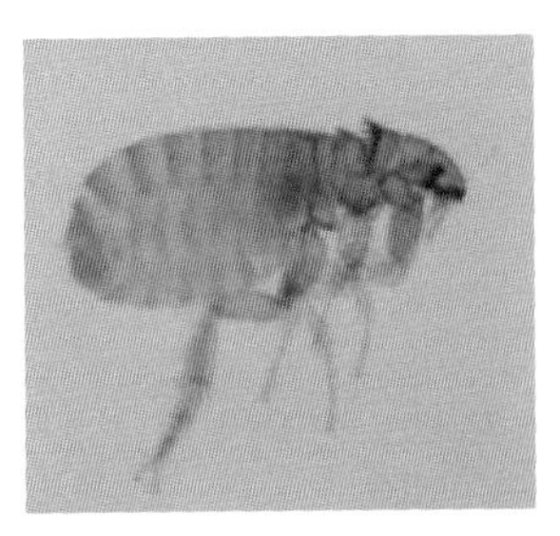
蚤

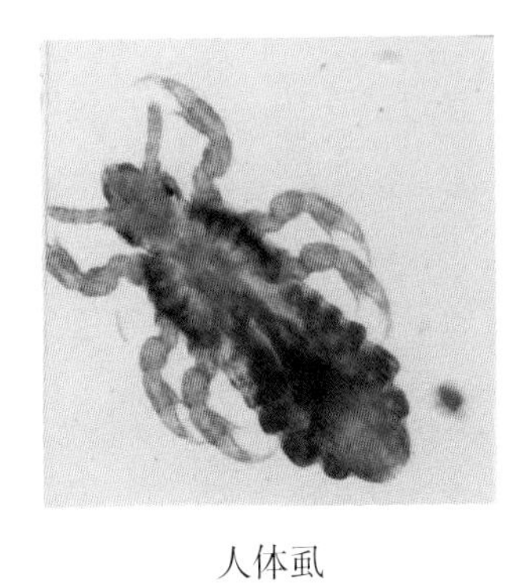
人体虱

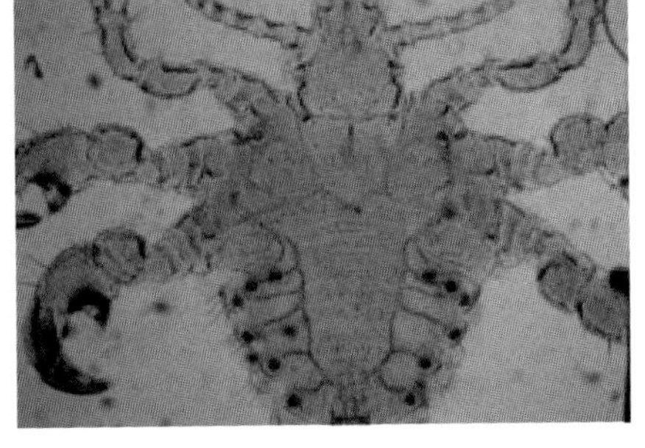
耻阴虱

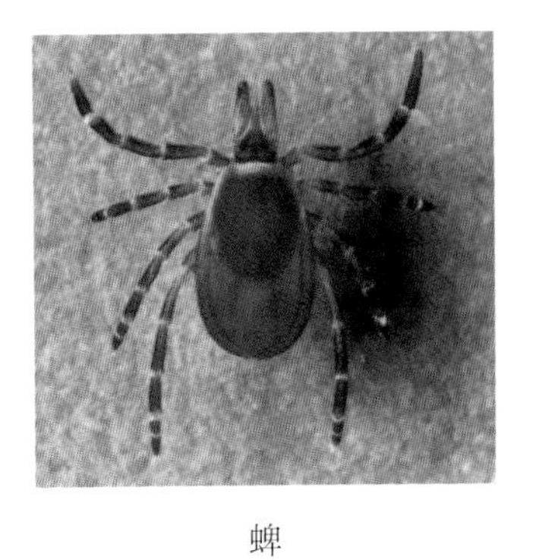
蜱

彩图Ⅶ（续）　重要医学节肢动物形态

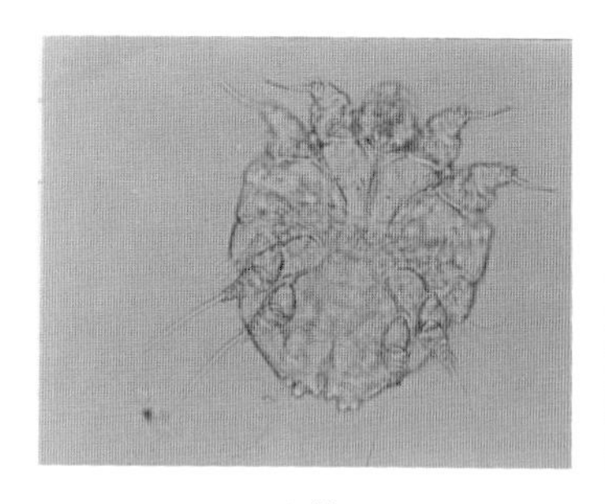

疥螨

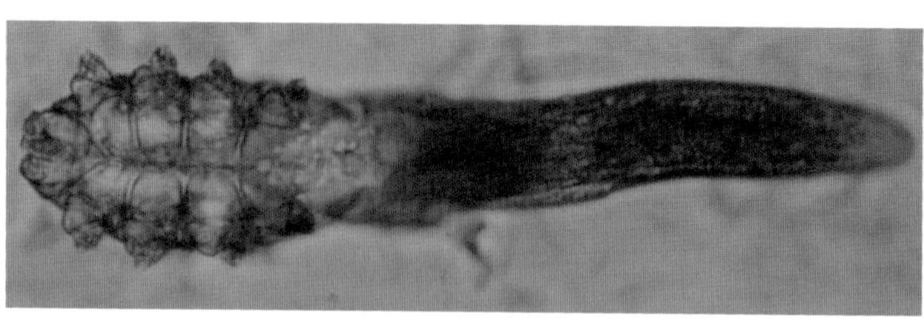

毛囊蠕形螨

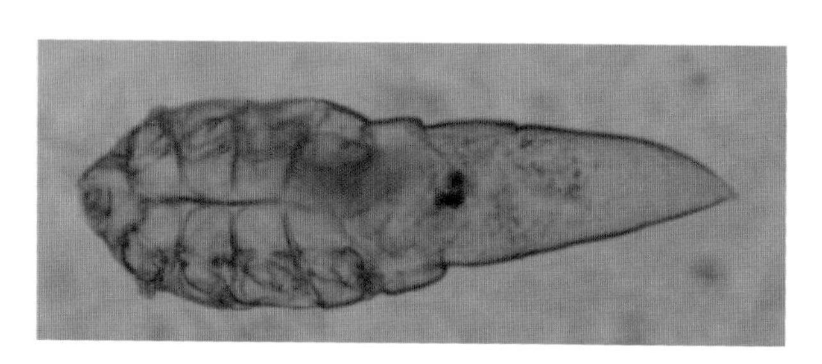

皮脂蠕形螨

彩图Ⅶ（续） 重要医学节肢动物形态